长三角临床病理质量控制联合体

临床病理检查规范丛书

细胞病理学

工作规范

长三角临床病理质量控制联合体工作组·组编

徐海苗·主编

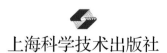

上海科学技术出版社

图书在版编目（CIP）数据

细胞病理学工作规范 / 徐海苗主编；长三角临床病
理质量控制联合体工作组组编. -- 上海 ：上海科学技术
出版社，2023.5
（长三角临床病理质量控制联合体临床病理检查规范
丛书）
ISBN 978-7-5478-6143-1

Ⅰ. ①细… Ⅱ. ①徐… ②长… Ⅲ. ①细胞学－病理
学－规范 Ⅳ. ①R361-65

中国国家版本馆CIP数据核字(2023)第058913号

细胞病理学工作规范
长三角临床病理质量控制联合体工作组　组编
徐海苗　主编

上海世纪出版（集团）有限公司
上 海 科 学 技 术 出 版 社　出版、发行
（上海市闵行区号景路159弄A座9F-10F）
邮政编码201101　www.sstp.cn
江阴金马印刷有限公司印刷
开本787×1092　1/16　印张5.5
字数98千字
2023年5月第1版　2023年5月第1次印刷
ISBN 978-7-5478-6143-1/R·2743
定价：50.00元

内容提要

　　本书是"长三角临床病理质量控制联合体临床病理检查规范丛书"之一，旨在推动长三角地区细胞病理学工作的可持续发展，并进一步提高该专业常规形态学诊断、免疫分子检测工作的规范化、标准化水平。全书内容包括细胞病理学室设置的基本条件、细胞病理学检查的操作规程，以及细胞病理学工作的质量管理和持续改进方法。

　　本书立足临床，实用性强，可作为广大从事临床细胞病理学相关工作人员的指导性工作规范。

长三角临床病理质量控制联合体
工作组

主要成员

王　坚·上海市临床病理质量控制中心主任

吴梅娟·浙江省临床病理质控中心常务副主任

张智弘·江苏省病理科医疗质量控制中心主任

孟　刚·安徽省病理质控中心主任

秘书

蔡　旭　程国平　胡向阳　张炜明

编者名单

主　编·徐海苗

副主编·陈　柯　丁永玲　平　波

编　委·以姓氏拼音为序

陈　柯·中国科学技术大学附属第一医院

丁永玲·扬州大学附属医院

平　波·复旦大学附属肿瘤医院

高　莉·海军军医大学附属长海医院

顾　芸·南京市妇幼保健院

顾冬梅·苏州大学附属第一医院

何秋香·温州医科大学附属第一医院

兰建云·盐城市第一人民医院

潘　登·宁波市临床病理诊断中心

戎　荣·江苏省人民医院

茹国庆·浙江省人民医院

田　波·常州市第一人民医院

序 一

长三角地区是我国先进实体经济的引领区，是科技创新资源密集地，长三角一体化已成为国家战略。医疗卫生事业和健康事业作为政府公共服务的重要组成部分，在跨区域城市群发展中起着重要的基础保障作用。在长三角三省一市卫生健康委员会的领导和安排下，根据《长三角医疗质控一体化发展合作协议》，上海市临床病理质量控制中心、江苏省病理科医疗质量控制中心、浙江省临床病理质控中心和安徽省病理质控中心成立了"长三角临床病理质量控制联合体"，从制定质量控制检查细则、撰写病理检验规范和开展联合质量控制督查等入手，促进长三角区域临床病理质量控制同质化。国家病理质控中心鼓励和支持全国各地区积极开展病理质量控制相关工作，希望长三角病理质量控制联合体的工作有助于长三角区域质量控制整体水平的提高，为全国病理质量控制提供经验。

梁智勇

2021 年 7 月 1 日

序 二

细胞病理学作为病理学的重要组成部分，因其简单、实用、安全、无创、诊断结果可靠而受到欢迎，在各级医院开展广泛。应用细胞学对肿瘤的早期筛查，许多疾病性质的首诊或诊断线索的提供，以及肿瘤治疗效果的判断和随访等，均具有独特的、不可或缺的重要意义。随着液基细胞学、免疫细胞化学及分子病理检测等技术在细胞学制片及诊断中的广泛应用，细胞学诊断水平得到更大的提升。

规范化的质量控制是更好地开展细胞病理学工作的关键。本书共分细胞病理学工作规范概述、细胞病理学室设置的基本条件、细胞病理学检查的操作规程、细胞病理学工作的质量管理及持续改进等四章。书中对细胞病理学应用的范围，优势与局限性，各级工作人员的职责和培训，基本设施，设备和生物安全，样本的接收、处理和制片，以及全程的质量控制和持续改进体系的建立等，进行了系统地阐述。本书由长三角地区多位具有丰富细胞病理学工作经验的专家经过反复讨论编写而成，是一本内容丰富、对开展细胞病理学工作具有重要指导作用的参考书。

我很高兴把这本书推荐给广大的细胞病理学工作者。此书可以作为大家日常工作和学习的重要参考书，可以帮助大家更好地加强细胞病理学工作的质量控制，不断提高细胞病理学技术与诊断水平。

刘东戈

2022 年 11 月 20 日

前　言

长三角地区是我国经济发展最活跃、最开放和创新能力最强的区域之一，在国家现代化建设大局和全方位开放格局中具有举足轻重的战略地位。推动长三角一体化发展，是习近平总书记亲自谋划、亲自部署、亲自推动的一项重大战略。2019年，中共中央、国务院印发了《长江三角洲区域一体化发展规划纲要》，长三角区域一体化发展上升为国家战略，旨在增强长三角地区的创新能力和竞争能力，带动整个长江经济带和华东地区发展，形成高质量发展的区域集群，将其强大的区域带动和示范作用充分发挥出来。

医疗质量控制一体化建设也是长三角医疗一体化发展规划中的重要组成部分。响应习近平总书记关于"推动长三角更高质量一体化发展"重要指示精神，上海市卫生健康委员会、江苏省卫生健康委员会、浙江省卫生健康委员会和安徽省卫生健康委员会于2019年5月11日在上海签订了《长三角医疗质控一体化发展合作协议》，从医疗质量控制上先行先试，努力提高长三角区域内医疗质量的同质化水平，共同推进长三角医疗卫生领域高质量一体化发展。2019年6月25日，上海市临床病理质量控制中心、江苏省病理科医疗质量控制中心、浙江省临床病理质控中心、安徽省病理质控中心主任及秘书齐聚上海协商一体化发展合作的相关事宜。根据质量控制工作要求，从常见肿瘤疾病入手，在成立胸科、乳腺、消化科和泌尿科等亚专科专家工作组的基础上，逐步开展胸科、乳腺、消化科和泌尿科等常见肿瘤疾病的规范化取材和规范化病理报告工作，在长三角地区内先行先试。

《细胞病理学工作规范》将在长三角地区的各级医疗单位试用，并在以后的版本中根据各地的实际情况和反馈意见不断予以改进和完善，使之成为临床病理工作中实用的指导性操作规范。

长三角临床病理质量控制联合体工作组

2022 年 11 月

说　明

一、本规范适用范围

本规范规定长三角地区（浙江省、江苏省、安徽省及上海市）医疗机构病理科或其他具备相应资质的实验室进行细胞病理诊断工作的基本原则、通用操作规范以及相关临床与管理部门的职责与要求。

本规范适用于医疗机构病理科、承担肿瘤病理诊断的病理教研室、独立实验室等机构（以下简称病理科）。

二、本规范引用文件

下列文件对于本规范的应用是必不可少的。凡是注明日期的引用文件，仅所注日期的版本适用于本规范。凡是不注明日期的引用文件，其最新版本（包括所有的修改单）适用于本规范。

《中华人民共和国执业医师法》

《临床技术操作规范——病理学分册》

《病理科建设与管理指南（试行）》〔卫办医政发（2009）31号〕

《细胞病理学工作规范及指南》

目　录

第四章
细胞病理学工作的质量管理及持续改进·031

附录·056

第一章
细胞病理学工作规范概述

第一节 · 细胞病理学的临床应用

一、细胞病理学概述

细胞病理学检查是病理学的重要组成部分，是疾病诊断的重要手段。细胞病理学是病理医师通过观察细胞形态特征，运用细胞病理学辅助诊断技术，结合临床相关资料，进行综合分析，从而做出疾病诊断的病理学亚专科。

细胞样本，根据其来源不同，可分为脱落细胞病理学样本和细针穿刺细胞病理学样本两大类。脱落细胞病理学样本是利用生理或病理情况下自然脱落或刮、刷取等方法取得的细胞样本。细针穿刺细胞病理学样本是利用细针穿刺获取病变部位的细胞样本。

二、细胞病理学检查的应用

作为疾病诊断的重要手段，细胞病理学检查可应用免疫细胞化学、流式细胞学、分子病理学［包括下一代测序技术（next-generation sequencing, NGS）、液体活检等］等新技术作为细胞病理诊断的辅助方法。细胞病理学应用范围包括：

（1）肿瘤筛查。

（2）对疾病的性质进行诊断或提供线索。

（3）肿瘤预后的预测、疗效判断及疾病转归的随访观察。

三、细胞病理学检查的优势

细胞病理学检查采用的是无创伤性或微创性取材，对患者无损伤或损伤极小，取材简便、快速、易行；应用范围广泛，全身各系统、器官的疾病几乎都能用细胞病理学检查；具有较高的敏感性和特异性，易于推广应用；对难以获取组织病理样本的病例，可应用细胞病理学检查做出诊断。

四、细胞病理学检查的局限性

细胞病理学诊断和其他诊断技术一样，存在一定的局限性。主要表现为样本取材浅表、局限，深部病变样本获取困难，导致有效细胞数量过少或未取到病变细胞。对于抽样偏倚所致的"阴性"诊断，应结合临床及其他相关检查，必要时重新采样，以避免不必要的漏诊。此外，细胞样本缺乏组织学结构，无法判断肿瘤浸润深度及脉管、神经侵犯等信息，难以明确肿瘤分化程度及病理分期。

第二节 · 细胞病理学工作要求

一、学科建设

细胞病理学工作应严格遵循国家相关法律法规及规范的要求，不断完善并切实履行质量方针、目标、制度、程序，做好细胞病理诊断工作，满足临床需要。工作人员必须加强学习，不断提升专业素养，紧跟国内外学科发展步伐，积极开展先进技术，努力提高诊断水平。

二、流程要求

细胞病理学工作应满足患者及临床需求，认真完成受理申请，患者准备，患者识别，样本采集、运送、保存、处理，诊断报告的确认、签发、解释，以及提出建议等一系列的工作程序。

三、质量控制要求

按照质量控制（简称质控）的相关要求定期进行室内质控和室间质评，并具有持续改进的制度和措施。

四、伦理学要求

（1）细胞病理学工作人员应接受与其特定职业相关的伦理规范的约束。确保将患者的利益放在首要位置。应公平、毫无歧视地对待所有患者。

（2）细胞病理学工作人员应收集充分的信息，及时正确地了解患者病史、识别样本，从而使申请的项目得以实施，但不得收集与诊断无关的个人信息。患者应清楚被收集的信息及其用途。

（3）对患者采取的任何操作都应作清楚的说明及详细的解释，并获得患者的知情同意，必要时签署知情同意书（参见附录1）。

（4）对患者的诊断结果应严格保密，充分保护患者的隐私，未经授权不得公开。如遇须向卫生主管部门报告的病例，须经患者同意或按相关法律规定实施。

（5）病理科（细胞病理学室）应确保患者相关资料完整、安全，存放方式得当，防止丢失、未授权接触、篡改或其他形式的误用。

五、细胞病理学工作的原则

（1）行为公正：任何情况下，不被各种利益所驱动，客观公正、独立诚实地开展工作。

（2）方法科学：遵守国家有关法律、法规，流程符合专业标准和规范。

（3）诊断准确：认真执行细胞病理学工作程序，对诊断工作进行全过程质量控制，确保诊断的准确性和可靠性。

（4）报告及时：在规定的工作日内出具细胞病理学诊断报告。

第三节·细胞病理学工作流程及管理

细胞病理学工作流程及管理见图1-1。

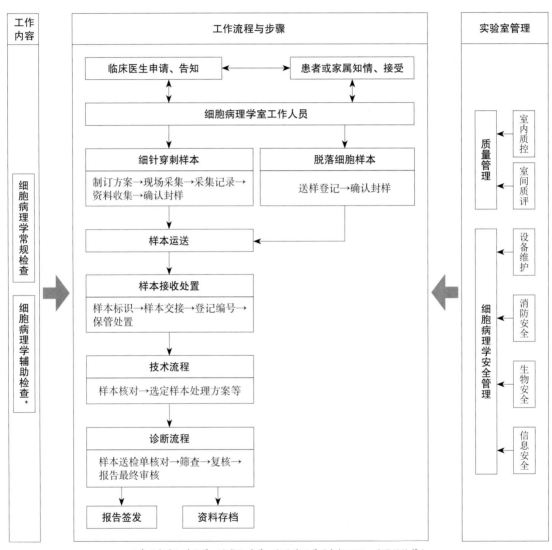

*表示免疫细胞化学、流式细胞学、分子病理学（包括NGS、液体活检等）
本规范适用于长三角地区所有病理科细胞病理学室，各省、市细胞病理学室可以结合各自病理质控规范参照执行。

图1-1 细胞病理学工作流程及管理示意图

第二章
细胞病理学室设置的基本条件

第一节 · 组织机构设置及工作职责

一、组织机构设置

（1）根据区域规划要求和医疗资源的合理分配原则，开展细胞病理学工作的三级、二级各类医院及独立医学实验室等相关医疗机构的病理科应设立细胞病理学室。

（2）细胞病理学室应隶属于病理科，统一管理、资源共享。

（3）细胞病理学室应建立和完善与临床细胞病理学工作相适应的软、硬件配置，包括人员配备、岗位设置和用房及设备等，以满足从样本接收、诊断报告签发直至档案管理、质量控制保障等全流程需求。

（4）细胞病理学室应建立健全质量管理体系，并持续改进。自觉接受本室（病理科）和上级医疗行政管理机构的监督管理，确保临床细胞病理学工作安全、准确、及时、有效进行。

（5）尚未具备条件或未设立细胞病理学室的医疗机构，细胞病理学诊断任务应由具备资质并办理执业注册手续的病理医师或具备相应资质的二级以上医院或独立医学实验室的相关部门承担完成，且按照相关规定签订协议，确保送检资料安全，诊断正确及时。

二、工作职责

细胞病理学室必须建立和实施人力资源管理程序，明确各级各类人员岗位职责和权限，严格专业人员准入制度，从而使各项工作有序开展。

（一）细胞病理学室负责人职责

（1）细胞病理学室负责人原则上应由本学科带头人承担，负责人应在病理科主任领导下，负责细胞病理学室的医疗、教学、科研及行政管理工作，完成好本学科各项工作任务。

（2）负责质量管理体系的设计、实施及改进。

（3）督促本室人员认真执行各项规章制度和技术操作规程，严防差错事故，保证诊断结果准确。

（4）参加室内疑难病例讨论及诊断。

（5）参加会诊和临床病理讨论会，经常与临床科室取得联系，及时沟通，以利改进工作。

（6）督促室内人员做好病理资料登记、统计和保管工作。

（7）负责组织本室人员的业务训练和技术考核，培养和提高本室人员的技术水平；对本室人员提出升、调、奖、惩的具体意见。

（8）学习、了解国内外先进经验，开展科学研究和技术革新工作。

（二）细胞病理学医师职责

1. 主任医师/副主任医师

（1）在科主任领导下，负责指导本室的医疗、教学及科研工作。

（2）承担院内、外疑难病例的诊断及会诊，指导及参与细胞病理学样本采集及诊断工作；审核下级医师的重要诊断报告，主持并指导本室的学术活动，组织临床病理讨论会。

（3）学习、掌握国内外医学先进经验和技术，指导并主持开展科学研究和技术革新工作，参与本室人员的技术考核工作。

（4）培训基地的主任医师/副主任医师需承担对进修医师的教学任务。

2. 主治医师

（1）在科主任及上级医师的指导下，承担常规细胞病理学样本采集及诊断工作，承担部分复检工作，并签发报告书。

（2）积极参加本室的科研活动，学习和运用国内外的先进经验，在实际工作中开展新技术、新项目。

（3）协助上级医师做好低年资医师、进修生等的辅导及教学管理工作。

3. 住院医师

（1）在科主任及上级医师的指导下，承担常规细胞病理学样本采集、初检和诊断工作，独立签发诊断报告书，发现疑难问题及时请示上级医师。

（2）承担科室有关的预约、登记、联系及准备临床病理讨论会等事务性工作，参加临床病理讨论会，并做好讨论记录。

（3）培训基地的住院医师应参加进修医师的专题讲座学习，高年资住院医师可酌情担任一定的科研和教学任务。

（三）细胞病理学筛查员职责

（1）在细胞病理学医师指导下，主要从事宫颈/阴道细胞病理学筛查工作。

（2）参与细胞病理学样本的制作和制片质量的初步评估。

（3）参与专业技术员和进修人员的辅导任务。

（4）可承担科室有关的预约、登记、联系及档案管理等业务性工作，参加临床病理讨论会。

（四）细胞病理学技术员职责

1. 主任技师/副主任技师

（1）负责制订细胞病理学技术建设及发展规划。

（2）负责细胞病理学新技术的开发及应用。

（3）精通并指导各项技术工作，解决各种疑难技术问题。

（4）组织技术室人员学习，提高业务能力。

（5）负责制订进修、实习、规培等技术人员的培训计划，具体落实安排及指导。

（6）组织技术人员开展科研工作及参加科内外科研工作。

（7）在科主任领导下负责仪器、设备、试剂等的选购工作。

（8）负责室内医院感染防控、危险化学品管理工作。

（9）在科主任领导下，参与细胞病理学室质量管理。

2. 主管技师

（1）独立承担细胞病理学制片工作，并开展细胞病理学相关辅助技术工作。

（2）承担进修、实习、规培等技术人员的教学工作。

（3）在上级技师指导下，开展或参加有关科研工作，协助医师做好临床病理讨论会前的准备工作。

（4）承担仪器的日常维护及保养工作。

（5）承担室内医院感染防控、危险化学品管理工作。

（6）在科主任领导下，参与细胞病理学室质量管理。

3. 技师

（1）独立承担细胞病理学制片工作。

（2）在没有专职档案管理员、文秘相应编制的科室，应根据实际需要分别承担下述任务：收费、资料归档、各项登记工作、诊断报告书的打印及发送等。

（3）承担仪器的日常维护及保养工作。

（4）承担室内医院感染防控、危险化学品管理工作。

（5）承担科室有关的预约、登记、联系及档案管理等业务性工作，参加临床病理讨论会。

三、工作制度

（1）根据卫生部《病理科建设与管理指南（试行）》和《临床技术操作规范·病理学分册》相关规定，并参照最新《医学实验室质量和能力认可准则（ISO 15189）》相关内容，各级医疗机构细胞病理学室均应制订相应的工作制度，建立健全细胞病理学质量管理体系文件，做好质量管理体系的文件控制。

（2）细胞病理学质量管理体系文件应贯穿于本室样本检验前、检验中、检验后程序的整个过程；涉及各级人员职责、工作程序、作业指导和工作质量、技术记录等方面；涵盖诸如样本的接收登记和处理检测的技术与方法，样本制作流程的各环节质量控制，样本的检测分析和分级复审，细胞病理学报告的签发，档案资料的管理，设备仪器的使用、维护和校准，试剂的管理，生物安全与卫生，职业防护和预防控制，突发事件应急处置等环节；建立有相关制度、完整的质量技术记录和纠正措施、预防措施，并实行持续改进。

第二节 · 细胞病理学技术人员的配备及业务培训

一、人员配比

（1）细胞病理学室的人员数量应根据各医院实际工作发展需求、开展检测项目和数量多少，并结合医院实际床位数量及医院级别确定。

（2）细胞病理学工作量原则上按每10 000 ～ 15 000例/年至少配备细胞病理学医师1名，技术员（含筛查员）按医技比例1.5 ：1配置；承担非妇科细胞病理学工作量超过30%或教学、科研等任务，其人员配比应适当增加。

（3）原则上，每位从事细胞病理学诊断的医师（含筛查员），每工作日纯阅片工作量妇科细胞病理学样本不超过100例，或非妇科脱落细胞病理学及针吸细胞病理学样本不超过50例，不宜超过此工作量限度，以确保阅片准确性。采用电脑辅助阅片或AI技术可适当调高工作量上限。

（4）开展细胞病理学工作的三级甲等医院病理科应设立细胞病理亚专科，并配备专职细胞病理学诊断医师（年度工作量中80%以上为细胞病理学工作）。

二、各类人员准入要求

（一）细胞病理学诊断医师

（1）临床医学本科或以上学历，具有临床执业医师资格及执业证书，病理住院医师规范化培训合格，并在三甲医院病理科细胞病理学专科培训6个月或以上后可从事细胞病理学诊断工作。

（2）在本规范实施前虽未达到上述细胞病理学诊断医师要求，但已取得执业医师或执业助理医师资格并已注册病理医师：

1）专职从事细胞病理学诊断工作5年及以上，且每年完成细胞病理学诊断2 000例及以上，可继续从事细胞病理学诊断工作（执业助理医师应在上级医师指导下签发诊断报告）。

2）专职从事细胞病理学诊断工作不足5年，必须经过三甲医院病理科细胞病理学专科培训6个月或以上，可从事细胞病理学诊断工作。

（3）具有资质的组织病理学医师要求兼职细胞病理学诊断工作，如具备下列条件之一者，可从事细胞病理学诊断工作。

1）在本规范实施前，组织病理学医师已兼职从事细胞病理学诊断工作5年以上，且每年细胞病理学诊断500例及以上，可继续从事细胞病理学诊断工作。

2）在本规范实施前，组织病理学医师兼职从事细胞病理学工作不满5年或虽已从事组织病理学工作满5年以上，但未兼职从事细胞病理学工作者，必须经过三甲医院病理科细胞病理学专科培训3个月或以上，可兼职从事细胞病理学诊断工作。

（二）细胞病理学筛查员

具有医学及相关学科（医学检验、病理技师等）本科及以上学历，并经三甲医院病理科细胞病理学专科培训6个月及以上，经考核合格并获取培训合格证后可从事宫颈/阴道细胞病理学筛查工作。

（三）细胞病理学技术员

（1）具备医学及相关学科大专及以上学历，并经三甲医院病理科细胞病理专业技术培训3个月及以上后可从事细胞病理学技术工作。

（2）在本规范实施前，已专职从事细胞病理学技术工作1年以上或已具备准入资质的组织病理学技术员要求专职或兼职从事细胞病理学技术工作，可经细胞病理学培训基地进行相关技术考核合格后，准予从事细胞病理学技术工作。

三、细胞病理学培训基地的建立和条件

（1）建议各省级临床病理质控中心应建立下属的细胞病理学培训基地（下简称"培训基地"），培训基地必须建立在具备病理住院医师规范化培训条件的三级甲等医院病理科或独立医学实验室内。

（2）培训基地必须有1名及以上高级职称细胞病理学专职医师及合理的带教师资梯队，具备开展教学工作的能力和条件，且1名及以上人员具有病理住院医师规范化培训指导老师资格证和（或）教师资格证。

（3）培训基地的细胞病理学年工作量应达20 000例及以上，其中非妇科脱落细胞病理学及针吸细胞病理学年工作量应达5 000例及以上。

（4）开展常规涂片、液基制片、细胞蜡块切片以及免疫细胞化学染色，其中细胞蜡块技术应用例数在500例/年以上，免疫细胞化学染色例数在400例/年以上。

（5）培训基地应具备必要的工作设施和仪器，包括示教室、多人共览显微镜和显微投影装置等。

（6）有完整教学大纲，具备成套教学、示教等用途的教材/资料/PPT以及各个常见样本的示教片；建立进修生带教培训制度及科内疑难病例讨论制度。

（7）培训基地的建立应由培训基地单位向各省级临床病理质控中心提出书面申请，并由各省级临床病理质控中心组织专家进行考核验收，合格后由各省级临床病理质控中心报请各省级卫生行政主管部门核准，正式成为各省级临床病理质控中心培训基地，承担培训任务。

（8）各培训基地实行定期考核制，定期接受各省级临床病理质控中心认定的相关机构或专家以各种形式对培训质量进行考核评估，对不能达到质量要求的单位，各省级临床病理质控中心有权报请卫生行政主管部门及时撤销基地资格。

（9）细胞病理学培训基地的建立及建立条件由各省市病理质控中心根据实际情况实施执行。

四、专业人员的培训和认定

（1）凡符合上述准入条件的细胞病理学诊断医师、细胞病理学筛查员、细胞病理学技术员，从事专业工作前必须按规定在培训基地进行岗前规范培训。

（2）培训方式以教师带教下的实践为主，理论联系实际，培训教师应定期予以系统讲解辅导。

（3）培训结束前，各类人员应接受统一综合考核评分，合格者报各省级临床病理质控中心核准。

（4）获得细胞病理学岗位培训合格证的各类人员应重视继续教育，积极参加每年的质控培训和各类学术交流活动，应按要求完成相应的继续教育任务，每2年内至少取得细胞病理学相关继续教育学分5分以上。

第三节 · 基本设施、设备及生物安全要求

（1）细胞病理学室建筑设施应符合国家及相关部门颁发的《中华人民共和国消防法》《中华人民共和国职业病防治法》《危险化学品安全管理条例》《使用有毒物品作业场所劳动保护条例》《实验室生物安全通用要求》《微生物和生物医学实验室生物安全通用准则》《病原微生物实验室生物安全管理条例》《临床技术操作规范·病理学分册》等相关规定。其生物安全防护与危险化学品管理应贯穿于科室细胞病理学工作的整个过程。

（2）细胞病理学室根据实际条件可设立细胞病理学诊断室、细胞病理学样本处置室、细胞病理学制片技术室、细胞病理学细针吸取操作室等，工作用房应视医院等级及工作需求设置，一般建议三级甲等医院工作用房80 m²以上，三级乙等及二级甲等医院工作用房50 m²以上，有条件的医疗机构可增设免疫细胞化学室、分子细胞病理学室，以及与进修和

与培训基地相适应的专业学员培训场所等。

（3）细胞病理学室应按工作性质，明确功能分区（包括污染区、半污染区等）。

（4）细胞病理学室设备应满足工作开展需要，包括双目带光源优质生物显微镜，按1台/医师配备，专用细胞离心机、冰箱、烤箱，穿刺用相关配套器械，液基细胞制片仪，计算机及打印机等。根据工作需要，有条件的单位尚可配备教学用多人共览显微镜、显微投影仪、图像传输设备、数码摄影装置等设备。

（5）工作场地对通风、环境温度和湿度、环境内消毒等有客观检测指标和记录，对苯、甲醇等危险化学品应严格按国家有关职业病防护规定，建立定期检测制度、安全防护应急措施和相关工作安全标识。对于易自燃、易爆、剧毒和有腐蚀性等实验用化学物品及试剂溶液，应按其不同的特性和要求，备有安全可靠的存放场所并指定专人负责管理，实行职责到人，细胞病理学室应规范配备防火防盗等应急预案所需的相关设施。污水处理应设专用下水道，符合国家排放要求。

（6）医疗废物严格按照法定范围及处理原则处置，不得违规操作。

（7）建立和实施细胞病理学试剂与实验材料规范管理程序，完善评估、送检、确认、保存、使用、监控及库存等方面制度。选用试剂和实验材料前要充分了解和熟悉相关的生产商和供应商的资质；所送物品是否达到规定准入要求和标准；内部质量控制和外部商品质量的定期评估情况；试剂储存条件和库存量；以及有效期的及时监控等，以符合相关规定，并定期向本单位所属的医疗行政机构反馈相关信息，确保试剂和实验材料使用质量安全。

（8）具有设施、设备、使用仪器检测和消耗品有效期等工作情况完整记录，以便备查。计量仪器设备应按国家有关标准进行定期校准或核查，用于检验，对结果有影响的重要仪器设备应建立档案记录并加以唯一性标识，注明设备名称、内部编号、设备保管人、校准日期、有效期、校准单位等。

第三章
细胞病理学检查的操作规程

第一节·细胞病理学检查的申请及样本采集、接收和登记

一、细胞病理学检查的申请

临床应根据患者病情需求，充分评估有无适应证和禁忌证存在，判断进行细胞病理学检查的必要性，并选择适合的检查类型。细胞病理学检查申请（纸质或电子）表单应列出需由临床提供的适宜的信息栏目，以便检查开展得当并最终做出合理诊断。表单包括但不限于以下内容。

（1）患者身份识别信息（姓名、性别、年龄、门诊号/住院号、床位、身份证号/社保号等）及患者/家属详细联系方式。

（2）送检单位/科室名称、送检医师姓名及其联系方式。

（3）与患者和申请项目相关的临床资料：含病史摘要（症状及体征、实验室/影像学等检查结果、手术及内镜检查所见）、既往病理检查情况和临床诊断等；妇科细胞学检查应注明月经史、生育情况、是否放置宫内节育器等；必要时应列入家族史、旅行和接触史、传染病和其他相关临床信息。

（4）申请检查类型、样本采集相关信息及特殊需求：如由临床采集样本，临床应填写样本名称、采集部位、采集日期、样本离体和（或）固定时间（必要时）；如需由细胞室采集样本，临床应提供确切的病变部位信息；临床如有特殊需求（例如多点穿刺和需预留样本进行辅助检查），应予注明。

（5）申请日期/时间。

二、样本的采集

样本的采集是细胞病理学提高诊断准确性的关键，必须高度重视，应制订并严格遵守样本采集标准操作规程，并完善采集记录。常用细胞学样本采集方法见附录2。

（一）样本采集原则

（1）采集工作根据不同的检测要求，可由细胞病理学专业人员和（或）临床医师独立或共同完成，或由患者自行采集。对于细胞学检查前准备、样本采集和预处理方法、样本标识方法、运送要求及样本接受和拒收标准等事项，细胞病理学室应按需对临床医师和患者进行必要的说明、指导或培训。

（2）对于细针穿刺等有创检查、临床试验或其他必要的情况，医务人员有义务和责任详细向患者口头或书面说明检查的目的、方法、安全性和其他检查中可预测或不可预测的相关情况，并双方签署检查相关知情同意书，以避免不必要的医患纠纷。

（3）样本采集前应核对患者身份标识、申请检查的项目名称及检查部位，并确认患者符合细胞学检查前要求。

（4）应严格遵守样本采集标准操作规程，以保障满意样本的获取、尽可能减少患者痛苦，并防范严重并发症的发生，包括且不限于：正确选择样本采集部位，必要时在影像学引导下采集样本，以减少因取材偏倚导致的错漏诊；尽量保证采集样本满意度及数量足够达到诊断和（或）辅助检查的要求，必要时可行快速现场评价（rapid on-site evaluation, ROSE）。

（5）样本采集后应按检查需求及时固定或加以其他预处理，以保障样本质量，防止细胞自溶或腐败。临床送检样本取材后应按要求尽快送达病理科细胞学实验室，以便验收无误后即刻进入检验处理程序。应确保样本在运送过程中妥善独立密封，避免贮存容器渗漏，以免对运送者、公众及接收实验室的安全造成危害。

（6）完善样本采集记录：对于由临床或细胞病理人员进行的样本采集，应记录采集者的姓名、科室/单位、采集过程和采集日期，如有特殊需求，尚需记录样本离体及固定时间。采集过程记录应包括操作过程、患者情况及所采集样本的性状和数量的描述。

（7）实验室生物安全规范应包括样本采集相关内容，尤其须纳入对于特殊患者（如艾滋病、梅毒、结核等烈性传染病）及其样本的采集、特殊预处理、医疗废物处理和运送等方面的条例。

（二）样本标识注意事项

（1）送检样本容器至少需标识两种信息，例如患者姓名和另一种身份标识信息。

（2）送检玻片至少需一种标识，两种更佳，但不能单独使用患者姓名作为标识。

（3）每张玻片及每个容器均应分别标识。

（4）细胞病理实验室如需在送检样本容器/玻片进行新的标识，不应毁去原有的标识。

（三）快速现场评价

指在样本采集现场进行涂片、快速染色和阅片，从而当场判断取材满意程度，并结合初步阅片意见，以明确是否取到有诊断意义的细胞，是否需加做辅助检查及细胞量是否足够，最大限度避免患者日后再次重复取样及随之带来的检查创伤和医疗支出的增加。细胞学中 ROSE 最常用于细针穿刺检查。

三、样本的接收和登记

病理细胞学实验室应有专人负责细胞病理学样本及申请单（纸质或电子申请）的接收和登记工作，制订样本接收程序和拒收标准等文件，并严格执行。接收和登记工作包括如下内容。

（1）应认真核对每例送检样本和申请单，确保样本和申请单在患者姓名、送检科室或单位、送检样本名称、送检日期及联号条码等方面完全一致。发现疑问应及时与送检科室或临床医师联系，并将联系后相关情况在申请单上备注。申请单中临床医师填写的重要项目原则上不得擅自改动，若必须修正应由送检科室临床医师签名。

（2）认真检查存放送检样本容器是否完好、盛具是否洁净，容器上样本识别标签是否粘贴牢固。检视内容物是否符合受检要求，包括内容物是否毁损、丢失、过少或严重自溶、腐败，或存在其他影响诊断可行性和准确性的因素。

（3）对不符合上述规定的样本及申请单原则上应退回、不予存放。拒收样本应予以记录，并通知送检方，告知其拒收原因，包括在样本送检记录本上做详细备注说明，以便作为质量跟踪和整改凭据。凡有下列情况者应拒收样本。

1）申请单与相关样本未同时送检。

2）申请单填写内容与送检样本不符。

3）样本及存放容器无患者姓名、科室等标识。

4）申请单填写内容字迹潦草难以辨认或漏填重要项目。

5）送检样本发生严重自溶、腐败，影响诊断。

（4）特殊情况下，对某些送检不合格或不符要求的关键性样本（例如急诊危重患者样本、某些不稳定性或不可替代样本等），则可选择先处理样本者承担识别和接受样本的责任和（或）提供补充适当的信息后再签发报告，并在报告中做出约定的关键备注或提示。

（5）申请单、样本的登记

1）验收样本人员应在样本验收同时，在申请单注明收到样本日期，并及时准确进行细胞病理学样本的编号、登记工作，逐项完成登记簿书面编号登记或计算机输入登记，各检测项目可根据实际工作需要分类编号登记。

2）细胞病理学样本、申请单、玻片、样本登记本或电子档案的编号必须完全一致。

3）验收登记后，样本应统一存放于规定的容器内或实验操作柜内待检，防止交叉污染或错号，做好室内交接班工作，以便及时进行下一检验流程的处理。

第二节 · 细胞病理学样本的制作

一、细胞病理学样本的大体检查原则

细胞病理学大体检查应包括观察、取材和记录。原则上应仔细观察并记录送检样本的色泽、性状及数量等，并对样本来源、制片方法、制片数量、取材时间和取材/记录人员等做详细记录。

二、常见细胞形态学检查制片方法

（一）传统涂片（conventional smear）制作

1. 直接涂片

可用于脱落细胞学和穿刺细胞学。根据不同的样本，可针对性采用不同的涂片方法，包括推片式、直线方向涂抹式、顺时针或撕拉式涂片等。涂片要求手法轻柔、防止挤压损伤细胞、细胞分布均匀、厚薄适度，太厚细胞重叠影响镜下观察，太薄细胞过少影响阳性检出率。样本内容物应涂在载玻片右侧2/3范围内，留有标签粘贴空间。

2. 离心涂片

适用于各类液态样本。原则上将液体离心后，弃上清，取沉渣涂片。富含血液或细胞量少的样本需增加步骤处理。

（二）印片（touch imprint）制作

常见用途为前哨淋巴结术中印片、空芯针活检物印片或神经病理术中印片等，因方法简便快捷，可满足术中和现场评价等快速诊断的需求。基本步骤为将组织学小活检或手术切除标本的新鲜剖面在固定前轻触玻片即可制成印片，详细步骤因印片用途不同而有所差异，例如前哨淋巴结印片对切面方向和间隔距离等有其特殊要求，参见其他相关文献，本书不作展开。

（三）压片（squash smear）制作

压片目前临床应用极少，常用于神经病理术中诊断。其方法是将微小病变组织碎块放置于玻片中央，其上放置另一玻片，然后用力挤压两玻片使夹于中间的组织铺展，再沿长轴将两玻片向相反方向拉开，完成压片。

（四）细胞离心机（cytospin）制片

该技术通过细胞离心机完成离心甩片等步骤，最终制成薄片，有助于提高细胞收获量且保证细胞传统形态，常用于浆膜腔积液、脑脊液、肺泡灌洗液、尿液或其他细胞学液体样本的处理。各生产商在推出时会增加前期血液、黏液的处理过程，以便达到更好的制片效果。

（五）液基细胞学制片

液基细胞病理学（liquid based cytology, LBC）制片技术是指采用薄层制片自动装置制备细胞病理学样本的一种方法。LBC制片首先将临床取得的细胞病理学样品保存在液基保存液中，然后再通过一定的技术方法将细胞薄层均匀地转移到玻片上，再进行染色镜检。其主要优点在于：① 制片过程标准化，规范化；② 质量稳定，可重复制片；③ 采集样本后放入液基保存液，固定及时，细胞不易退变；④ 可明显减少血液、黏液及炎症细胞等可能影响目标细胞观察的成分；⑤ 自动化薄层制片，细胞分布区域固定且面积小，减少重叠和机械损伤，有利于缩短阅片时间，并便于数字阅片；⑥ 液基保存液可长期有效保护细胞的蛋白质及核酸质量，可开展反馈性或回顾性分子病理学及免疫细胞化学检测。LBC最早并主要应用于妇科细胞病理学检查，近年来也应用于纤维支气管镜刷片、浆膜腔积液、痰液、尿液、甲状腺穿刺等非妇科细胞病理学常规检测。

（1）根据液基制片产品的制片原理不同，目前LBC制片设备可分为以下几种

1）微孔膜过滤技术：其主要原理是通过对液基样本过滤，有选择性地留取有价值的细胞成分制片，减少无诊断意义的成分。其制片过程主要包括细胞分散、（随机）取样、过滤、转移等过程。此类产品技术的核心是高精度程控过滤技术，关键内容包括过滤膜质量、自动化处理程序、随机化取样控制及细胞转移。

2）离心沉降制片技术：其主要制片原理是通过二次离心，即第一次密度梯度试剂加程控离心，分开并减少血液、黏液及大部分无诊断意义的炎症细胞；第二步离心集中细胞，再通过自然沉降制片。此类产品的技术核心在于比重液。

（2）优质薄层液基细胞学制片产品应具备以下条件及特点

1）产品应具有国家行政部门的审批注册，并依据相关法规，符合准入标准，如宫颈细胞病理学检查取样设备应符合二类医疗器械管理要求。

2）能选择性收集足量的供诊断用细胞，尽可能去除干扰诊断或无诊断意义的成分。

3）样本能随机化取样，以保证诊断正确性和可重复性。

4）制片过程尽可能自动化，以减少人为的干扰。

5）细胞应均匀薄层、不出现拥挤重叠或涂片空洞、中央空晕等现象。

6）细胞人为假象少，背景清晰，能有效处理过多的炎症、血液和黏液等成分。

7）配合规范的染色方法，能做到细胞染色佳、层次分明、核结构清晰、对比度明显。

（六）细胞蜡块制作

细胞蜡块（cell block）是一项将送检样本通过离心富集细胞浓缩成块后再用石蜡包埋起来切片的实用的细胞病理学技术，对细胞病理学诊断有很大的意义。该技术可以最大限度地保留残存的组织学结构，细胞及小组织碎片相对集中，有助于获得更多的诊断信息，且可重复多次切片，较适用于特殊染色、免疫细胞化学及分子病理学等辅助检查。现常用制

作方法有琼脂凝胶法、血浆凝集法、酒精凝集法等。但其制作需要优质足量的样本为前提，才能成功地获得优质的细胞蜡块。

（七）特殊样本的处理

特殊样本主要包括富含血液或黏液的样本、细胞量少的样本以及传染性样本等，这些样本的制片可能需进行预处理或有特殊注意事项，详见附录3。

三、细胞病理学样本的固定、染色和封片

（一）细胞病理学样本的固定

细胞病理学样本的固定是为防止样本（或涂片后样本）的细胞发生自溶或因细菌作用使细胞发生退变与腐败，并使细胞内各种成分如蛋白质、脂类、糖类或酶类转变为不溶性物质，以保持其细胞原有的结构和相仿的生活状态，从而有利于对细胞形态的观察和细胞性质的判别。固定液和固定方法的选择取决于不同的样本类型、染色方法及对制片速度的要求，不合适的选择直接影响样本的质量。

1. 常用的细胞固定方法

（1）湿固定法：该方法对传统涂片的要求为制作完成后立即（在干燥前）浸入固定液，或将固定液即刻喷洒于样本上。在细胞病理学中湿固定法主要与巴氏（Papanicolaou）和苏木素-伊红（hematoxylin-eosin, HE）等常规染色方法配套使用。由于上述染色方法优势在于展示核细节，及时在固定液中固定可避免干燥导致的细胞肿胀、变形、自溶、着色性差及核细节模糊等现象。此外，鉴于配套染色方法的染液穿透力强，湿固定法可用于炎症坏死较多的厚片，因此常用于痰、宫颈、鼻咽、胃肠道和肺支气管等来源的脱落细胞学检查、各类细针穿刺细胞学检查和印片等。应该指出的是，液基细胞病理学制片过程中采用了湿固定方法，且先固定后制片，与传统涂片先涂片后固定的方式相反，优势在于固定及时，但因固定液成分存在差异，部分产品可能致使样本细胞一定程度的收缩变小，镜下形态也略有差异，在诊断时应加以注意。

（2）空气干燥后固定法：指将传统涂片置于空气中常温下自然干燥，随后再经固定液固定的方法。通常配套使用Romanowsky类染色，甲醇为常用固定液。液基细胞学制片因样本采集后即刻转移入有固定作用的保存液中，故而不适合Romanowsky类染色。

2. 常用的细胞固定液

（1）95%乙醇固定液：湿固定法中最常用的固定液，固定时间至少15分钟，也可延至数天，并不影响染色效果，但需考虑后续免疫细胞化学和分子等辅助检测对固定时间的要求。该方法适用于湿固定样本或预固定后样本。因乙醇具有溶脂作用，故欲证明胞内含脂质和类脂质时禁用。

（2）乙醚、乙醇混合固定液：95%乙醇与乙醚之比为1∶1。该固定液渗透性强、固定效果好。缺点为易挥发、有异味，应用时要随时盖紧容器，并严防乙醚靠近火源。适用样

本和禁忌同95%乙醇固定液。

（3）Carnoy固定液：由95%乙醇（或无水乙醇）60 mL+氯仿30 mL+冰醋酸10 mL混合而成。宜现用现配。适用于固定富含血液的样本。尤适用于显示DNA、RNA、糖原和黏蛋白等的染色，固定3～5分钟，直至样本退为无色，然后可转入95%乙醇或其他固定液中。该固定液中冰醋酸能溶解红细胞，也可防止由乙醇引起的高度收缩。固定时间不宜过长，超过15分钟将影响核着色。

（4）甲醇固定液：直接滴加于干燥涂片上。适用于Romanowsky类染色方法以及免疫细胞化学染色。

（5）50%乙醇固定液：为常用的预固定剂，适用于液体样本的预固定。

（6）10%中性福尔马林：适用于细胞蜡块样本的固定，对于细胞核的结构保存较好。

（二）细胞病理形态学检查常用染色方法

样本的染色是为了显示细胞结构，增加各种细胞的分辨度。为达到检查的目的，要严格和熟练掌握各种染色的性质、特点和操作规程，选择合适的染色方法，以准确识别细胞的特征，为诊断服务。细胞病理学检查中应用的细胞化学的种类及方法有数百种之多，本书介绍以下几种常用的染色方法。

1. 巴氏染色法

巴氏染色原理与HE染色基于酸碱度的原理相似，细胞核的主要成分是脱氧核糖核酸，其等电点为pH 1.6～2.0，当pH > 2.0时DNA带负电，能与带正电的染料阳离子结合。

苏木素作为染核的染料，氧化后成为氧化苏木素即苏木红或苏木精，它的等离子点是pH 6.5，当染液的酸碱度调节到pH 2.2～2.9时，苏木精能析出阳离子，与带负电的DNA结合。因为苏木精阳离子电荷不强，与DNA结合不牢固，所以染色不深。当加入钾矾等媒剂后，即结合成带强正电的大分子带色体——苏木精矾，后者具有强大亲和力，与DNA结合牢固，染成较深紫色，不易为醇、水洗脱。细胞质中的蛋白质等电点约为pH 6.0，但蛋白质所带正负电荷的多少是随溶液的pH而改变的。在偏碱环境中，蛋白质的羧基游离增多（带负电），当pH > 8时便不再与染料的阴离子结合；在偏酸环境中，蛋白质氨基游离增多（带正电），当pH < 4时便不能再与染料的阳离子结合，因此蛋白质在不同的酸碱度中能与不同的染料结合。EA 36 染液由伊红、亮绿、橘黄及俾士麦棕等染料配成，这些属于酸性染料，在溶媒中其发色团是负离子部分，发色团可与蛋白质中带正电的氨基结合，从而使胞质显蓝色、绿色、橘黄或红色。较年轻的细胞如底层鳞状上皮细胞质中核蛋白体较多，易与亮绿结合而染绿色。成熟的细胞质中含核蛋白体较少（如成熟红细胞、表层角化鳞状上皮细胞），易与伊红结合而染红色。很衰老的细胞（如完全角化细胞）则可与橘黄结合而呈橘黄色。巴氏染色主要用于妇科涂片、痰涂片和富含鳞状上皮细胞的涂片，在针吸细胞学涂片中也被广泛应用。特点是细胞透明度好，细胞核的结构清晰，胞质色彩丰富而鲜艳，因能显示鳞状上皮不同角化程度，可用于阴道涂片测定激素水平；宫颈涂片内分化差的小角化

鳞癌细胞显示橘黄色胞质，在红色坏死背景中特别突出，不易漏诊，是妇科涂片理想的染色方法。其显著的优点已使之成为宫颈/阴道细胞学检查涂片的国际通用标准染色法。巴氏染色染液配制、步骤、染色效果及注意事项见附录4，商品化的染液成分及染色步骤参见产品说明。

2. 苏木素-伊红（HE）染色法

常规HE染色中苏木素染液的pH约为7，此时细胞核的化学成分电离产生H^+，而其本身成为带电荷的阴离子，所以被阳离子型的碱性染料剂所着色。伊红染液为弱酸性。细胞的化学成分从溶液中获取H^+而成为带正电荷的阳离子，因此与阴离子型的酸性染色剂（伊红）相结合，染作红色，这就是HE染色分别显示胞核和胞质的机制。HE染色主要适用于针吸细胞学涂片，也适用于浆膜腔积液离心涂片以及含黏液较多和细胞丰富的痰涂片。特点是染色效果稳定、细胞核与细胞质对比鲜明、核的结构清晰、方便与组织学切片对照。尤其近年来细胞蜡块制作技术的发展，HE染色在细胞病理学检查中的作用越来越重要。不过需要指出的是，HE染色与巴氏染色相比较，其色彩单调，不利于上皮细胞成熟度分析，尤其对HPV感染后的特异性着色表现较差，故不推荐在巴氏涂片中使用该染色法。染色试剂配制、染色步骤、染色效果及注意事项见附录4，商品化的染液成分及染色步骤参见产品说明。

3. 罗氏（Romanowsky）类染色

Romanowsky类染色包括多种原理相仿的染色方法，例如瑞氏（Wright）、姬姆萨（Giemsa）、Wright-Giemsa、Romanowsky-Giemsa和May-Grunwald-Giemsa（MGG）等方法，也包括商品化的快速染色方法迪夫（Diff-Quik）和刘氏（Riu）染色等。该类染色主要原理和步骤为：经空气干燥后，于甲醇固定液固定，随后使用中性染料染色，后者由酸性染液（主要为伊红）和碱性染液（主要为亚甲蓝/天青乙）组成。Romanowsky类染色早期主要用于血细胞分类，除血液病理学外，目前也是非妇科细胞学的常用染色方法，染色特点为侧重展示细胞外形轮廓、胞质和细胞外物质等的特征，但对于炎症坏死过多或过厚的涂片染色效果不佳。迪夫和刘氏染色等因快速而常用于ROSE。常见的Romanowsky类染色试剂、染色步骤、染色效果及注意事项见附录4，商品化的染液成分及染色步骤参见产品说明。

（三）封片

涂片染色后，经过一系列的脱水透明进行封片，可手工或用封片机完成。以下手工封片步骤仅供参考：用无纤纱块擦净薄片背面的二甲苯，向每片片面滴0.05 ～ 0.1 mL中性树胶，用24 mm×32 mm或24 mm×50 mm盖玻片封盖。封盖要求：中性树胶必须适量，放盖玻片时应轻柔斜盖表面，致完全封盖细胞圈为止，避免出现气泡。所有玻片封固后放到通风橱内晾干或放置在烤片箱中以35 ～ 40℃烤片1 ～ 2小时。

四、细胞病理学样本的辅助检查方法

现代细胞病理学已不仅仅局限于单纯的形态学诊断，使用细胞病理学样本进行特殊染色（组织化学）、电镜、免疫表型分析、细胞遗传学以及分子检测等辅助检查已逐渐开展，并在某些领域得到普及或广泛开展。辅助检查不仅可用于肿瘤相关的鉴别诊断和治疗决策制订，也可用于辅助病原微生物的检测。一方面，ROSE的应用可前瞻性地合理分配细胞学样本开展辅助检查；另一方面，细胞蜡块和某些细胞保存液（液基细胞学保存液及其他）的应用使得细胞学样本可被相对更长期地保留，以便用于回顾性辅助检查。采样到制片环节中的进步使得在组织学样本可以开展的辅助检查几乎都能应用于细胞学样本，甚至适合细胞学样本的检测方式更为多样，例如细针穿刺洗脱液的肿瘤标记物检测以及液体样本的游离核酸（cell-free nucleic acids）检测等。结合形态、多种辅助检查方式及临床信息的综合细胞学诊断模式使细胞学的应用价值得到进一步扩大。以下着重介绍细胞病理学样本的常用辅助检查方法。

（一）特殊染色

特殊染色方法多样，除前述Romanowsky类染色可用于常规细胞形态学检查外，Romanowsky类染色加之其他方法亦可作为辅助检查的工具。细胞病理学领域内，这类相对古老的染色方法少数情况下可用于肿瘤性疾病的诊断和鉴别诊断，例如刚果红染色和网状染色分别用于甲状腺髓样癌和肝细胞癌的鉴别诊断，更多的情况下则用于辅助病原微生物检测，例如PAS、抗酸染色和六胺银染色等。常用特殊染色试剂、染色步骤、染色效果及注意事项见附录4，商品化的染液成分及染色步骤参见产品说明。

（二）免疫表型检查

免疫表型检查包括免疫细胞化学检查（immunocytochemistry, ICC）和流式细胞免疫表型分析（flow cytometric immunophenotyping, FCI），多数用于辅助肿瘤的诊断和鉴别诊断，包括辅助肿瘤精准治疗方法的选择，少数情况下亦可用于感染性疾病的辅助诊断。

1. 免疫细胞化学检查

可在细胞蜡块和传统涂片/印片/细胞离心机制片/液基片上开展。细胞蜡块更为常用，因可进行连续切片，更利于在同区域目标细胞中对照判断成组抗原的检测结果，此外，检测条件与组织学石蜡包埋样本更为接近。涂片/印片/细胞离心机制片/液基片同样可进行ICC检测，尤其在样本量或目标细胞稀少的情况下，可能较细胞蜡块更有优势。当未能前瞻性留取ICC检测的细胞学样本，或目标细胞稀少时，可尝试对已染色的细胞学档案片进行细胞转移（cell transfer）来开展ICC检测，包括将档案片的目标区域进行分割，成片转移至新的玻片或者刮片后包埋成细胞蜡块。使用一步法的快速ICC检测近年来在细胞病理学领域也有所开展，例如可用于术中印片或其他需要快速辅助诊断的情况下。无论哪种ICC方法，均需规范开展质控，建议参考免疫组织/细胞化学质控相关内容。由于细胞学样本保存/固定方法较为多样，甚至细胞蜡块制作方法亦有多种选择，因此特别需重视规范建立检测条件和设立恰当的对照，已有的组织学样本检测条件在不同制作方法的细胞学样本应分别予以验证后再行使用，或摸索并验证新的检测条件。此外，需注意保存液/固定液种类、保存

/固定时间以及恰当防脱片措施的选择。由此避免因方法偏倚影响着色强弱，甚至导致假阴/阳性或无法判断（严重脱片和非特异性染色）等情况。尚应严格把握判读标准，通过结合形态、其他抗原表达情况以及对照组织，准确识别出目标细胞并判断其表达水平。

2. 流式细胞免疫表型分析

FCI 为依赖抗原-抗体-荧光素结合原理的蛋白水平检测，技术优势在于可在单个细胞上同时标记多种荧光抗体，并行计算机多参数定量分析。FCI 使用细胞悬液形式进行检测，无切片损耗，但难以进行镜下形态学观察，且临床应用中通常需使用新鲜未固定的标本，标本分配时应注意。对于细胞病理学样本，FCI 主要价值为淋巴造血系统肿瘤的诊断与鉴别诊断，包括良恶性鉴别、淋巴造血系统肿瘤谱系来源鉴别及部分亚型的鉴别。需认识到当样本中免疫表型异常细胞过少或夹杂大量反应性细胞时诊断可能较困难，故 FCI 目前尚未能常规应用于诊断霍奇金淋巴瘤；极少数 T 细胞性非霍奇金淋巴瘤因免疫表型异常不明显而导致诊断困难；发生严重坏死的非霍奇金淋巴瘤（常见于弥漫性大 B 细胞淋巴瘤）可因胞膜脱落导致 FCI 发生假阴性诊断，但可通过结合形态学检查防止漏诊。质控要求建议参阅 FCI 相关规范。

（三）分子和细胞遗传学检查

该领域内辅助检查方式极其多样，其中多数检查可共用于组织学和细胞学样本，少数检查主要针对细胞学样本开展，例如部分人乳头瘤病毒（human papilloma virus, HPV）检测和 DNA 倍体分析项目等。有些检查利用细胞学样本开展更有优越性，例如涂片/印片/细胞离心片/液基片等因无切片过程，更适合 DNA 倍体分析和荧光原位杂交技术（fluorescence in situ hybridization, FISH）等对细胞核完整性有较高要求的检查。质控要求请参阅分子诊断领域相关指南。除需遵守通用的质控要求外，细胞学与组织学样本分子检测的主要差异在于检验前过程，包括样本的采集指导、如何确认样本是否满足检测要求以及样本处理和储存等。例如，需评价细胞学样本中目标细胞的数量、比例和分布方式，并选择是否采用以及采用何种细胞富集方法。用于分子检测的细胞学样本目标细胞评价方法因制片类型及检测需求而异，方法举例参见附录 5，仅供参考。检验过程中，应注意针对不同样本类型和不同的样本量选择检验程序，并进行方法学验证和确认。例如，必要时对不同保存及固定方法处理的细胞学样本进行核酸提取方法的调整，并按需进行核酸定量。检测报告中应纳入适当的注释，表明检测可能存在的局限性及后续建议等。例如，对于难以评价目标细胞数量和质量的细胞学样本，需指出由此可能对检测结果造成的影响。

第三节·细胞病理学样本的阅片规范

显微镜下认真仔细阅片，观察分析每一细胞形态的微细变化，是做出正确细胞病理学诊断的最重要环节，这既需要细胞病理学工作者具有多学科临床与病理专业知识，更要求其具有严谨、认真、科学的工作态度，以达到正确诊断的最终目的。

一、阅片前的查对制度

（1）阅片前，阅片医师在与技术室制片人员交接时，首先应查对每一例患者样本玻片编号、数量、类别等是否与申请单一致，若有不符应立即与相关责任人联系，查明原因，直至确认两者完全相符后方能阅片。

（2）详细阅读细胞病理学检查申请单中的临床资料，包括年龄、性别、临床症状及体征、检查要求及临床诊断、样本采取部位、既往病史、相关检查资料。若申请单填写不够详细或需补充必要的相关资料时，应及时与送检临床医师联系，或从电子病历系统调取，也可直接询问受检患者，进一步了解相关病情，包括影像学资料等，以助诊断。

（3）对因技术操作原因造成制片染色质量不佳而影响诊断者，如条件许可，应要求技术室及时重新制片染色，对因样本材料不合格需重新取样检查者，应及时联系送检医师，说明情况，并在细胞病理学检查申请单中记录原因和处理意见。

二、阅片

（1）应细心、严格按阅片程序进行，首先应肉眼观察涂片的特点，留意样本的形状，以免镜下阅片时遗漏局部区域细胞。

（2）根据个人阅片习惯，可采用自左向右或自上而下的推片方式。要求首先应用低倍镜按区域顺序认真筛查所有样本分布区域，便于了解细胞组成、排列分布方式和染色情况等。初筛过程中按判读需要选择视野，转换高倍镜详细观察其形态特征和彼此关系，必要时可转换油镜进一步辨认。应避免开始即用40×及以上高倍镜反复筛阅玻片，造成对细胞大小和性质等的误判。阅片过程中可采用同一玻片中的常见正常细胞成分，例如红细胞、小淋巴细胞及中层鳞状上皮细胞核等作为评估细胞大小的参照标尺。

（3）阅片中发现涉及诊断的主体细胞要进行重点认真的观察、分析和鉴别，并重视其与其他细胞、间质成分及背景伴随物等的关系和特征变化，进行综合分析，以做出正确判断。对玻片内具有诊断价值的异常细胞可应用标记笔在其周围画点或画圈做出标记，以便于事后复查或进一步讨论研究。

（4）细胞病理学阅片判读结果应结合细胞形态学的特点、必要的细胞学辅助检查、临床病史和相关实验室检查及影像学检查结果综合得出，应防止脱离临床的单纯细胞学形态思维或过度依赖与附和临床资料而脱离细胞形态依据的客观标准所做出的诊断推论。必要时结合对应的组织病理学结果，甚至重新取材或检查。

（5）为减少和避免错漏诊的发生，有条件的单位可对常规病例实行分级阅片制度。

（6）对于疑难少见病例的诊断，提倡建立科内读片讨论制度，必要时送外院会诊，切忌武断或草率做出诊断结论。

第四节 · 细胞病理学诊断报告与书写规范

细胞病理学检查是诊断病理学检查的重要组成部分，也是临床医师向细胞病理学医师提出的一种特殊形式的会诊。一份正确的细胞病理学诊断报告书不仅具有疾病诊断的可信性，也具有一定的权威性，从而为临床明确疾病性质、制订治疗方案、评估预后及总结诊治经验提供重要依据，同时很多情况下也是一份具有法律效力的医疗文件，其报告书写必须十分确切、严谨和规范。

一、细胞病理学诊断报告书的基本内容和输出形式

细胞病理学诊断报告书是细胞病理学医师应用诊断病理学的理论、技术和个人专业经验，对送检样本进行细胞学检查，并结合临床资料，通过综合分析，对具体病变的性质进行判断或提供有用参考信息的书面结论。一份完整的细胞病理学报告书的基本内容应包括以下几方面。

（1）检查报告单位医疗机构的名称（可包括具体签发报告的科室名称）。

（2）被检患者姓名、性别、年龄、送检医师或单位（科室）、门诊/住院号、送检或收验日期、患者的永久联系地址、邮编和电话等基本信息。

（3）检查样本的种类、采集部位及编号。

（4）细胞病理学诊断：建议使用包含文字的描述性诊断，而非纯数字式分类诊断，详见下文诊断的基本类型。适用时提供该病例的辅助检查结果、样本的肉眼描述（如样本质量的评估，吸取样本的数量、外观及性状等）及镜下描述等。

（5）注释：主要包括细胞病理学诊断的某些补充说明（例如诊断相关的讨论及相关文献引用等）或参考建议（例如建议其他相关检查、重检、活检、科外会诊、密切随访等）。

（6）凡经本科室和（或）科外病理会诊的疑难病例，应在细胞病理学报告书中说明，并分列各方面病理会诊意见，以供临床参考。

（7）诊断报告医师的签名和签发报告日期。

诊断报告输出形式包括手工书写或计算机打印。手写报告的文字应书写工整，关键用语必须正楷书写，严禁文字涂改。推荐使用计算机文字处理打印报告，若采用计算机图文报告，报告提供的细胞学图像应具有代表性，放大倍数适当。

二、细胞病理学诊断的基本类型

细胞病理学检查作为诊断病理学的分支学科，在疾病诊治上具有与组织病理学诊断相类似的重要地位及作用，不允许出现错误的判断，诊断结果表述应力求严谨、规范、简明扼要，尽可能避免误读，便于病理医生之间及与临床医生之间的沟通，且应与临床治疗需

求相适应，为临床决策提供依据。因此，细胞病理学诊断需规范诊断标准和诊断术语，弃用易引起歧义和混淆的仅有数字式分类的报告模式，例如宫颈细胞学巴氏五级分类；推荐使用诊断分类名称为文字或文字加数字的描述性诊断报告模式，后一种模式普遍应用于近年来国际权威细胞学专业组织陆续制订出的一些格式化细胞病理学诊断报告系统，例如宫颈细胞病理学Bethesda报告系统（the Bethesda system, TBS）、非妇科细胞学中的甲状腺细胞学Bethesda报告系统、尿细胞学Paris报告系统、涎腺细胞学Milan报告系统、胰腺/胆道细胞学的巴氏报告系统等。

除宫颈细胞病理学Bethesda报告系统诊断分类名称为文字性以外，包括上述已发布的非妇科类别报告系统在内，非妇科细胞病理学诊断模式常采用分类名称为文字加数字分级的形式，常用分级方式如下：① 标本不满意；② 良性；③ 非典型细胞（指细胞形态异常，但因异常细胞数量或质量方面的欠缺导致既不能确定诊断为良性，亦不足以诊断为肿瘤/疑肿瘤、疑恶性肿瘤和恶性肿瘤的情况）；④ 肿瘤/疑肿瘤（通常指良性肿瘤或难以与良性肿瘤区分的低级别恶性肿瘤）；⑤ 疑恶性肿瘤（通常指异常细胞具备了恶性肿瘤的特点，但数量或质量不足以确定为恶性，相较非典型类别，诊断更偏向恶性）；⑥ 恶性肿瘤。在上述诊断总体类别名称下，可酌情给出诊断或怀疑的病变的具体组织学类型，甚至分化程度。必要时予以文字注释，包括对诊断有参考或提示意义的镜下所见的描述，可有细胞（例如炎症细胞）和背景成分（例如坏死、黏液、胶质、砂粒体和色素颗粒等），以及病原微生物等，亦可包括鉴别诊断考虑、辅助检查及相关临床处理的建议。目前规范化细胞学报告系统除提供诊断外，尚尽可能地总结了不同诊断分类的恶性肿瘤风险，并关联临床处理方法。统一规范的报告系统有助于提高细胞病理学与组织病理学诊断的一致性，更好地促进细胞病理医师与临床的交流，提高细胞病理学的诊断水平。

三、细胞病理学报告的审核和复核

（1）在签发报告前，诊断医师应仔细审核诊断报告书中的各项内容，尤其是报告书中的关键性文字，如"癌""瘤""左侧""右侧"等，要认真核对，以防错漏。

（2）应执行细胞病理学复核制度，并有相应记录；在有条件的单位，提倡建立初筛复审制度或双签名制，尽可能对所有阳性的细胞学涂片进行复核。对于阴性宫颈涂片，提倡在报告发布前抽查10%进行全片阅片复核并记录，或采用快速阅片复核，以防出现误诊、漏诊。

（3）应建立细胞学检查结果统计制度。包括细胞学诊断类别比例的统计（例如宫颈细胞学TBS分类各级诊断的比例），随访结果的统计（例如与组织学病理检查结果对照的统计，与辅助检查结果的对照统计，以及与临床的对照统计，如明显不符，应记录并分析原因）；建立妇科细胞学结果统计制度，统计诊断类别（例如不满意、阴性、非典型、低级别及高级别病变等）的比例。

（4）应建立科内会诊和疑难病例讨论制度，并有相应记录。诊断过程中遇到的疑难病例，应及时提请科内会诊，并将会诊意见及会诊医师签名记录在案；应定期组织科内疑难病例讨论，每月至少一次，或参加省市或地区的读片会，并记录。

四、细胞病理学诊断报告书的签发和发布

（1）细胞病理学诊断报告书必须由医疗机构具备合法资质的注册病理医师签发，应由诊断医师亲笔签名；采用无纸化自助打印报告的单位应使用专用的电子签名；不宜使用名字图章或计算机打印文字代替医师签名。

（2）细胞病理学诊断报告书签发期限是指接收样本至诊断报告书送出的时间，原则上常规涂片诊断报告在2个工作日内完成，细胞蜡块参见组织学报告时间要求，需特殊处理、辅助检查和（或）讨论/会诊的疑难病例以及体检筛查报告时间可酌情推延。如需延发报告，诊断医师应及时与临床医师联系或通过"延发细胞病理学诊断报告通知单"形式书面告知临床医师或患者。

（3）已由病理科发出的细胞病理诊断报告书被遗失时，原则上不予重发；特殊情况需经病理科主任（或细胞病理学室负责人）同意后，方可以"抄件"形式补发。

（4）细胞病理学医师一律不得签发虚假的细胞病理学诊断报告，不得向临床医师或患方人员提供有病理医师签名的空白细胞学诊断报告书。

（5）应结合患者的临床信息发布细胞病理检查报告，当细胞病理诊断不明或检查结果与临床诊断明显不符，特别是涉及病变部位或病变性质时，应及时与临床医师沟通，应有文件规定如何发布结果。

（6）需送至各送检科室或相关部门的细胞病理学诊断报告书应由专人派送，并履行报告签收登记手续。细胞病理学诊断报告书送发同时，应做好细胞病理学诊断登记工作，以便备查。自主打印报告、无纸化操作后的电子报告或电子申请单应按规定妥善存档及备份。

第五节 · 细胞病理学资料管理

细胞病理学工作资料是病理质量和信息管理的基础信息资源，是患者疾病诊治过程中的原始记录文件，是医院医疗基础水平的重要体现，是医院医学科研、教学及评价病理医疗质量的重要资料，也是司法部门处理有关医疗案件的证据。确保资料的真实、完整、有效，是质量体系有效运作的体现。因此各病理科细胞病理学室应加强资料管理工作，有条件单位则应实行计算机管理程序。其基本要求如下。

一、样本的存放

样本接收进入检验程序后，原则上要求剩余样本保存至病理细胞学诊断报告发出以后，

阳性病例应保存至报告发出后2周，具传染性的样本除外。剩余样本应做好必要的固定处理，按编号程序存放于冰箱或专柜。样本存放到期后应按相关规定交由医疗废物处理中心（或相关部门）统一清理，并做好存放处理交接登记手续。

二、档案资料的保管

（1）细胞病理学检查资料存档是为了以后便于随时查对和进行系统研究，为此应做好日常存档工作。细胞病理学室必须设立档案资料室，制订档案资料管理制度（包括资料归档、借用、归还和整理保存等制度）。

（2）档案资料室根据工作量的实际情况，按有关规定实施管理。

（3）诊断报告发出后，必须及时进行登记，资料按编号顺序或不同类别分类存档。

（4）细胞病理学检查申请单、玻片、登记本资料（包括计算机光盘）均为存档的主要医学资料。申请单、诊断报告书备份等资料应按相关规定存档。

（5）细胞病理学玻片（涂片/液基薄层制片）保存期限：所有脱落细胞学阳性病例及所有细针穿刺病例的玻片保存期限原则等同于病历规定，不得少于15年。阴性病例的玻片，也应短期保存，期限不得少于1年，以便复查。

（6）档案管理员应定期对各种资料进行清理，并对保存到期的相关资料及时整理（包括相关科室管理程序性文件等），经科主任批准后销毁。

三、细胞病理学档案资料的借阅及管理

（1）为便于患者求诊转院治疗需求，在办理必要手续的前提下，原则上同意患者出借细胞病理学资料（包括常规染色片及相关辅助检查片和必要的文字资料）。但若切细胞蜡块白片，则须有本院医务科签具同意的书面意见书方可。

（2）拟外借的玻片需经原签发诊断报告的医师或科主任复核后方能出借。

（3）患者或家属须按医院规定办理借片及押金手续。对于不可复制的涂片/液基片，借阅者若使其破损或遗失，除需支付赔偿费用外，应填写破损或遗失说明，签名备案，原单位则以原始记录承担相应的医疗责任。

（4）在特殊情况下，患者亦可向所在医院申请要求外院病理科医师前来阅片会诊，所需会诊费用由患者承担。

（5）玻片借阅期限原则上1个月，无故逾期不还者则不办理押金退还手续。患者归还病理资料时，应同时提交借片回执和会诊单位意见或会诊报告复印件。

（6）凡涉及医疗纠纷的细胞病理学资料，病理科或细胞病理学室原则上应按法律程序提供有关资料，任何个人不得私自调阅和借阅。

（7）病理科应有专人负责病理资料的出借工作，按规定办理相关借阅手续。若发现借片回执意见与原诊断不符时，应及时将情况向原诊断医师或科主任反映。

第六节·细胞病理学会诊

细胞病理学会诊是院际间的一种病理会诊形式，其目的是为了进一步确立诊断或解决疑难病例的确诊，使患者得以进行正确及时的治疗，为此，有必要统一规范会诊程序。

一、细胞病理学会诊的目的和方式

（1）因患者转院诊治需要，借用原有单位细胞病理学资料由另一就诊单位细胞病理医师进行进一步复阅确认诊断的正确性。

（2）因疑难或罕见病例难以肯定诊断，主动请求其他医院有经验的细胞病理学医师协助诊断。

（3）因本单位技术条件所限，需外送其他就诊医院进行相关免疫细胞化学、分子细胞学等特殊技术检查的病例。

（4）患者或家属方要求借用细胞病理学资料请求上级医院或有经验外院细胞病理学医师会诊。

（5）因其他要求的会诊。

二、细胞病理学会诊过程中应注意的事项

（1）会诊单位应建立会诊病例接收登记制度。应仔细检查原单位细胞病理诊断报告书/会诊外借记录单是否有完整患者身份信息、病理号、样本名称和诊断。需核对患者身份信息及送检会诊玻片/蜡块编号和数量等是否与原单位细胞病理诊断报告书/会诊外借记录单中相应内容符合，不符或未能提供上述信息的会诊，应请原单位补充/纠正。如原单位因诊断困难或待行辅助检查等原因未能及时提供病理诊断，应提供会诊外借记录单，并说明未能诊断的原因。仍无法符合要求者应予拒收，并向患方说明拒收原因。会诊单位应使用专用会诊登记本和（或）建立电子会诊病例资料库，对可接受的会诊病例予以编号，记录患者身份信息、原单位病理编号、玻片/蜡块类别及数量、样本名称、原单位诊断意见及本科会诊结果等。

（2）会诊单位应指定有经验的诊断医师进行会诊。有条件的地区应推动建立地域性或省级细胞病理学会诊中心。

（3）会诊医师在会诊前应尽可能详细了解患者的病情、原诊断单位的意见及患者申请会诊的目的和要求，以避免引起不必要的医疗纠纷。

（4）会诊医师的诊断意见与原诊断意见相似或无原则差别时，在书写会诊意见时应注意用词，尽量保持与原诊断一致。如确需有所变动，应尽可能向患者解释说明，以避免因文字书写的差异而导致患者或家属的误解。

（5）若诊断意见与原单位诊断意见有原则性的分歧时，应尽可能与原诊断单位的病理

科取得联系，加强沟通。

（6）会诊单位不可未经原诊断单位同意故意毁损原单位作为诊断依据的已染色玻片，故意毁损行为包括且不限于涂抹上述玻片的标识以及刮取上述玻片样本用于分子检测等。会诊结束后，原单位已染色玻片及剩余蜡块等会诊材料应归还原诊断单位存档。

（7）细胞病理学远程会诊按国家有关规定实施。

第七节 · 细胞病理学实验室的信息系统管理

随着病理信息的急剧增加、计算机的应用使病理学工作者能够更系统、更全面地掌握医学信息，促进医疗技术水平的提高，亦为临床科研、教学提供了一个良好的平台。因此细胞病理实验室应加强细胞病理学信息的全面管理，防止因各种方式损坏计算机信息管理系统，保护患者免受因资料丢失或改变而导致的伤害。

一、信息管理的职责

细胞病理实验室采用病理科信息系统，实行医院及病理科二级信息管理员制。

（1）医院信息管理员由院信息科工作人员担任，负责计算机硬件的安装、维护、升级、管理以及网络安全。软件系统供应商负责其软件各项功能的开发和完善，编写使用手册，指导细胞室工作人员使用。

（2）细胞室信息管理员负责计算机系统的日常保养和维护，收集计算机硬件和软件使用的意见和建议，反映给医院信息科和软件供应商。

（3）实验室工作人员负责数据采集、处理、记录，并将使用过程中发现的问题及时反映给信息管理员。

二、信息管理的要求

（一）信息管理的环境

（1）计算机设施及设备应保持清洁，妥善维护并放置在符合通风要求的位置和环境中。

（2）应在计算机部件及其存放区域内配备适当的方便取用的灭火设备。计算机服务器妥善维护并放置于专用房间中。

（3）应对穿过交通区域的电线和计算机线缆进行保护。

（4）信息服务系统应具备不间断电源供应（uninterruptible power supply, UPS）和数据自动备份的条件，以防止数据损坏或丢失。

（5）计算机服务器应由专人管理，避免无关人员接触。禁止未授权者使用计算机系统。

（二）信息管理的操作程序

（1）应有一套完整的计算机程序手册（可以是电子形式），以备所有经授权的计算机用户使用。

（2）应由实验室负责人或被指定的专门负责此项工作的人员对实验室的计算机程序手册定期进行复核、批准。

（3）应有书面程序对火灾或硬件/软件出现故障时，为保护数据和（或）计算机设备而需采取的措施进行规定。

（三）信息管理的系统安全

（1）应对计算机相应程序进行充分保护，进入计算机相应程序须有授权，并通过账号和密码登录，以防止无关的或非授权的用户对其进行更改或破坏。

（2）应就计算机系统的授权使用制订严格的政策。该政策应该明确授权哪些人可以接触患者资料，哪些人可以输入患者结果、更改结果、更改账单或改变计算机程序，并制订适当的计算机安全措施。

（3）通过计算机信息系统安全管理软件对机构内部和外部通过网络传输的数据进行保护，以免被非法接收和拦截。

（四）信息管理的数据输入和报告

（1）应定期将报告中的患者数据与原始输入数据相比较，以保证数据传输的完整性，并检查在数据传输、存储以及处理过程中出现的错误并记录。

（2）如果在一个系统内保存着表格的多份备份，应定期对这些备份进行比较，以保证所使用的各备份之间的一致性。应有适当的复制或比较程序。

（3）应建立审核机制。在最终接受由计算机发出报告之前，应该要求对报告结果进行审核、签发。对已审核发送至临床的报告做出重大修改，需与临床沟通联系。

（4）系统通过账号和密码登录，使实验室可以识别接触或修改过患者数据、控制文件或计算机程序的所有人员，且登录后的每一步操作均应被系统记录，留下修改痕迹。并对检查结论及报告修正建立职责权限。

（五）信息管理的数据检索与储存

（1）存储的患者结果数据和档案信息等应在患者医疗护理所需的一定时期内便于检索查询。

（2）计算机应该可以完全复制存档的检验结果，还应包括检验结果所附的任何警示、脚注或解释性备注。

（3）根据各机构的不同要求，在规定的时限内，应该可以"在线"检索患者和实验室数据。

（4）应对数据存储媒体，如磁带、磁盘等正确标识、妥善保存并避免被损坏或被未授权者使用。

（5）应具备有效的备份以防止硬件或软件出现故障时丢失患者结果数据。

（6）应对计算机报警系统（通常是指检验硬件和软件运行的主计算机控制台）进行监

督，并定期测试，以确保其正常运行。

（六）信息管理的硬件与软件

（1）应有对计算机所有硬件进行预防性维护的书面程序和完整记录，以备随时取用。

（2）应对系统备份时检查到的错误及所采取的纠正措施进行记录，并向相关负责人员报告，并对更改情况进行确认、审核和记录归档。

（3）任何对系统硬件及软件的更改均应进行确认、验证并全部记录归档。

（4）在程序初次安装、改变或修改后，均应对其运行进行检查并记录。

（5）计算机信息管理系统应根据实际工作的状况不断加以完善，并对使用人员进行培训。

（6）应制订书面的突发事件处理方案，以解决在计算机系统发生故障时引起的服务问题，如保证及时有效地报告患者结果。

第四章
细胞病理学工作的质量管理及持续改进

第一节 · 细胞病理学工作质量管理体系

一、质量管理体系的意义

质量管理体系是组织内部建立的、为实现质量目标所必需的、系统的质量管理模式。质量管理体系实施的有效性和适应性是确保细胞病理学工作准确性和可靠性的先决条件，各级医疗机构应结合本单位人力资源和工作范围，建立、实施适用于本科室的质量管理体系，并确保本科室全体人员知悉、理解、贯彻执行，以保证细胞病理学工作的准确性和规范性。质量管理体系涉及以下活动：通用管理活动，资源供给与管理，检验前、检验中和检验后过程，评估和持续改进。

二、质量管理体系文件的建立

质量管理体系文件建立的依据是中国合格评定国家认可委员会CNAS-CL02《医学实验室质量和能力认可准则》（ISO 15189：2012，IDT）（以下简称《准则》）及CNAS-CL02-A008《医学实验室质量和能力认可准则在细胞病理学检查领域的应用说明》。

科主任负责质量管理体系的组织、建立，根据本科工作范围、性质及发展方向，组织相关人员编写、审核细胞病理学室的质量手册、程序性文件和标准操作规程等文件。组织、实施并确保质量管理体系有效运行和持续改进。按照工作需要设立质量管理岗位，并授权相关人员。

细胞病理学专业组负责人负责领取、保管质量手册、程序性文件和标准操作规程，带领全组人员学习、贯彻实施文件化的质量管理体系，确保质量管理体系的正常运行，就体系运行情况阶段性总结上报科主任并持续改进。质量负责人负责对细胞学室日常工作规范性进行监督。技术负责人负责细胞病理学相关专业技术以及质量控制。试剂耗材管理员负责细胞病理学室试剂耗材的管理工作。设备管理员负责细胞病理学室设备的管理工作。文件管理员负责所有受控文件的发放、收回和保管。

三、质量管理体系的文件化要求

质量管理体系文件是质量管理体系的书面文字表达，介绍组织机构的组成、质量方针、质量目标和公正性承诺，以及质量管理体系要素所涉及的各项检查活动的目的、范围、控制要点、控制方法与执行记录等。所有质量管理体系有关的文件均能被唯一识别，包括但不限于：标题、版本或当前版本的修订日期、修订号，或以上全部内容、页数、授权发行、来源识别等。

质量管理体系文件应包括质量手册、程序文件、作业指导书和记录等描述质量管理体系的一整套文件，其关系见示意图4-1。

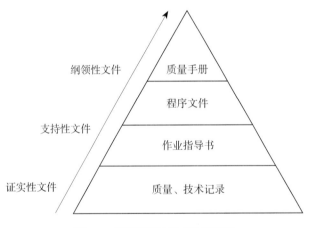

图4-1　质量管理体系文件示意图

（一）质量手册

质量手册为质量管理体系的第一层次文件，是阐明细胞病理学检查工作的质量方针与质量目标，描述细胞病理学室内部组织架构与质量管理岗位人员职责及质量管理体系适用范围的文件。对内是该组织纲领性管理文件，对外是该组织质量保证能力的文字表达，使需服务的对象确信本组织的技术和管理能力能达到《准则》的要求。各级医疗机构细胞病理学室应根据本单位的实际，制订适合本部门的质量手册。

1.质量手册内容

（1）封面、目录和前言。

（2）批准令。

（3）公正性声明。

（4）保密性声明。

（5）质量手册的管理。

（6）质量方针及质量目标。

（7）术语定义、引用标准及依据。

（8）细胞病理学室管理要求和技术要求。

2. 质量手册编写结构（供参考）

见图4-2。

第一部分	概述	
	批准令............................	
	目录............................	
	修订页............................	
	病理科（细胞病理学实验室）概况.........................	
	公正性声明.........................	
	保密性声明.........................	
	质量手册说明....................	
	质量手册管理....................	
	质量方针与质量目标.................	
第二部分	管理要求	
	组织和管理............................	
	质量管理体系....................	
	文件控制....................	
	服务协议.............	
	委托实验室的检验....................	
	外部服务和供应................	
	咨询服务....................	
	投诉的解决	
	不符合项的识别和控制....................	
	纠正措施............................	
	预防措施............................	
	持续改进............................	
	质量和技术记录......................	
	评估和内部审核............................	
	管理评审............................	
第三部分	技术要求	
	人员....................	
	设施和环境条件......................	
	细胞病理学室设备、试剂和耗材......................	
	检验前过程....................	
	检验过程....................	
	检验结果的质量保证...................	
	检验后过程....................	
	结果报告............................	
	实验室信息管理....................	
第四部分	质量手册附件	
附件1	内部组织结构图........................	
附件2	外部组织结构图....................	
附件3	授权签字人情况表....................	
附件4	质量体系图....................	
附件5	程序文件目录....................	
附件6	关键岗位人员任命书....................	
附件7	检测能力表....................	
附件8	细胞病理学室人员一览表...........................	
附件9	质量体系职责分配表....................	
附件10	细胞病理学室平面图....................	
附件11	仪器设备一览表....................	

图4-2 质量手册编写结构示例

（二）程序文件

程序文件为质量管理体系的第二层次文件，是对如何满足《质量手册》中的相关要素的展开和具体描述规定，具有较强的操作性。质量手册中所涉及的各项质量活动都应该建立程序，编制程序文件。程序文件应按5W1H〔谁做（WHO）、何时做（WHEN）、何地做（WHERE）、为何做（WHY）、做什么（WHAT）以及怎样做（HOW）〕的要求进行展开，必要时可用流程图表辅助说明。程序文件一般不涉及纯技术性的细节，需要时可引用相关作业指导书。

（1）程序文件应包括表4-1所示内容（供应用参考）。

表4-1　程序文件内容

序　号	程 序 文 件 名 称
1	保护机密信息程序
2	确保公正性程序
3	监督管理程序
4	文件控制程序
5	合同评审程序
6	开展新项目的评审程序
7	委托实验管理程序
8	仪器设备采购控制程序
9	检验试剂耗材控制程序
10	医疗咨询服务管理程序
11	投诉处理程序
12	不符合检验工作控制程序
13	纠正措施控制程序
14	预防措施与改进控制程序
15	记录管理程序
16	内审管理程序
17	管理评审程序
18	检验工作管理程序
19	人员培训及考核管理程序

续　表

序　号	程 序 文 件 名 称
20	设施和环境管理程序
21	仪器设备管理程序
22	标准物质管理程序
23	量值溯源管理程序
24	检验方法确认程序
25	数据控制程序
26	允许偏离控制程序
27	检验结果的质量保证程序
28	测量不确定度评定程序
29	样本采集管理程序
30	检测报告管理程序
31	样本管理程序
32	实验室事故报告与处理程序
33	人员准入程序
34	突发公共卫生事件的处理程序
35	检测流程控制程序

（2）每项程序文件编写结构见表4-2。

表4-2　程序文件编写结构

结　　构	说　　明
封面	
正文部分	
目的	应说明为什么开展该项活动
范围	应说明活动涉及的（产品、项目、过程、活动……）范围
职责	应说明活动的管理和执行、验证人员的职责
工作程序（内容）	应详细阐述活动开展的内容及要求

续　表

结　　构	说　　明
质量记录	应列出活动用到或产生的记录
支持性文件	应列出支持本程序的第三层文件
附录	本程序文件涉及之附录均放于此，其编号方式为附录A、附录B，以此顺延

（三）作业指导书

作业指导书为质量管理体系的第三层次文件，是实验室质量活动的操作性文件，根据内容不同应包括如下几类。

1. 管理规定（管理办法或管理制度）

通常用来规定基层（部门或岗位）的管理要求和管理方法。主要包括以下几方面。

（1）工作职责：见表4-3。

表4-3　工作职责

科主任工作职责	细胞病理学筛查员工作职责
主任医师工作职责	主任技师工作职责
副主任医师工作职责	副主任技师工作职责
主治医师工作职责	主管技师工作职责
住院医师工作职责	技术员工作职责

（2）工作制度：见表4-4。

表4-4　工作制度

细胞病理学室工作制度	样本制片及检测流程交接制度
诊断室工作制度	阅片前查对制度
技术室工作制度	诊断报告书写、审核、签发制度
检查样本送检须知	资料管理使用、归档、保存及借阅制度
检查样本拒检制度	细胞病理学会诊制度
样本采集、接收、处理制度	档案室工作制度

检测人员培训和考核制度	医疗差错（事故）登记及报告制度
易燃易爆、危险化学品、有毒试剂的管理制度	患者所有权维护、保密制度
实验室生物安全（污水及废弃物处理）管理制度	患者申诉处理制度
试剂的配制与管理制度	便民服务措施、服务时间承诺
医院感染管理制度	意外情况应急预案及处理程序
仪器设备使用与保养制度	医疗事故处理预案
质量管理体系审核制度	医疗事故防范预案

2. 操作规程

通常用来指导仪器设备操作，例如，离心机操作规程。编写内容包括：技术参数、适用范围、操作步骤、样本要求、注意事项、仪器维护、期间核查相关记录。

3. 检验细则

用来规定各种细胞病理学检查要求和检查方法，通常作为细胞病理学检查的标准或检测方法标准的补充和细化。

四、记录

记录为质量管理体系的第四层次文件，是表述为阐明所取得的结果或提供所完成的活动的证据的一种文件，记录可以是书面的，也可以贮存在任何媒体上，如磁盘、录像、照片等。

1. 根据记录的内容不同可分两大类

（1）质量记录：包括内部审核、管理评审、纠正措施和预防措施记录、人员培训教育考核记录和评价、采购活动记录、质量管理体系管理活动等的记录。

（2）技术记录：包括表格、工作单、工作手册、核查表、工作笔记、控制图、外部和内部的检测报告及校准证书，以及客户的信函、文件和反馈。

2. 记录的编制要求

（1）记录要与程序文件、作业指导书和标准、规范要求相适应。

（2）记录内容完整而不重复。

（3）记录的形式要表格化，格式要分类统一。

（4）记录要真实、准确、清楚、及时并便于追溯。

第二节 · 细胞病理学工作的质量控制

一、细胞病理学工作质控的组织

（一）建立三级病理质控管理网络

细胞病理学室的质控是全省临床病理质控的一部分，为有效地开展细胞病理学工作的质控管理，根据卫生行政部门的要求，细胞病理学的质控由省（直辖市）、市（区）、县医院病理科三级病理质控组织负责（图4-3），实行省市中心定期决策、职能机构组织推动、逐级管理、分级负责的工作方法，有计划有步骤地开展细胞病理学室间质控活动。

（1）省（直辖市）临床病理质控中心负责细胞病理学质量控制标准的制订、指导、督查，为卫生行政部门提供医疗质量管理的决策依据，并进行全省各级医院细胞病理学质量评价。

（2）各市（区）临床病理质控中心负责对地区内的各级医疗机构病理科细胞病理学质控标准的推广、检查及评价。

（3）各县病理科临床病理质控小组负责对质控方案的实施。

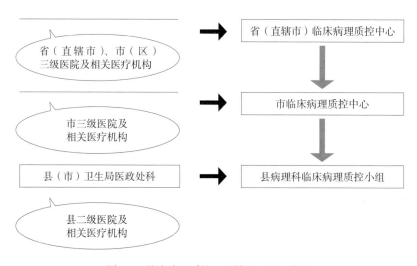

图4-3 临床病理质控三级管理网络示意图

（二）逐步建立临床病理质控管理员制度

各省市病理质控中心应加强对各级病理人员的质控培训，各医疗机构建立细胞病理质控管理员队伍。细胞病理质控管理员在科主任领导下参与病理科的日常业务和质控管理工作，对病理质控管理中存在的问题提出持续改进的建议和意见，推进医疗质量和安全管理水平提高。

二、细胞病理学工作的室内质控

细胞病理学室的室内质控是指科室内部按各级医院病理科细胞病理学室规定要求所作的自我检查、自我评估和持续改进，从而达到及时发扬优点、克服缺点、不断提高的目的。它是医院病理科质控工作的重要组成部分，也是保证病理科各项规章制度得以执行的重要措施。

（一）细胞病理学室的室内质量保证

1. 制订细胞病理学室规范化制度

标准化工作是质量管理的基础工作，各级医疗机构应系统制订病理科细胞病理学室切实可行、行之有效的各项规章制度和管理标准，并以行政文件化形式公布，以体现标准和制度的权威性与严肃性，从而使标准化管理行有依据、查有出处。

2. 开展全员质量教育活动

质量教育的深入与否对质量意识的树立和质控工作好坏有重要的影响。现代的科学管理制度必须由具有高度责任心和严谨科学态度的人来执行。只有充分提高全体人员的质量意识，才能使质量管理富有成效，由此各级医院病理科应多形式、多渠道进行全员质量意识教育，支持和鼓励科室人员积极参加省、市病理质控的各种活动，并列入考核的内容之一，从而推动全面质控管理工作的开展。

3. 内部审核及管理评审

内部审核是一项重要的有计划、有步骤的正式质量活动，这是质量管理体系自身的规定和要求，也是对体系的自我改进机制，其根本目的是使质量管理体系符合标准的要求，持续改进，保证其有效性，同时为管理评审提供重要信息。内部审核应按内部审核程序，制订详尽的工作计划、审查方案和具体的工作流程，明确内审的目的、范围、执行者的职责。

管理评审是层次更高的实验室全面自我检查，其收集的信息、材料更加全面、广泛。有来自实验室内部的报告和外部的信息，如客户和评审机构的意见和建议、上级政府部门的指示。对输入的管理评审信息应进行深入分析，便于改变观念、调整思路、制订相应的策略，适应内外部环境的变化，保证质量管理体系继续有效运行。

（1）内部审核及管理评审目的

1）内部审核的目的：内部审核是实验室自行的审核，是一种自我约束、自我诊断、自我完善的活动，主要目的是发现问题、解决问题、促进内部交流与合作、提供培养和发现人才的机会、展示质量保证能力、促使质量管理体系持续地保持其有效性。

2）管理评审的目的：管理评审通常是对质量管理体系是否达到现行质量目标做出评价，对质量管理体系与实验室内外变化的适应性做评价，修改质量管理体系文件，使质量管理体系更有效运行。明确了管理评审的目的，管理评审工作就会更有实效。

（2）内部审核及管理评审的内容

1）内部审核的内容

• 符合性审核——确定质量管理体系运行情况是否符合计划的安排。

所建立质量管理体系是否符合体系标准和实际情况的要求，运行过程是否符合体系文件的要求，最终的结果是否满足客户和标准的要求。

• 有效性的审核——确定质量管理体系文件是否得到有效实施。

所谓"有效性"，即在规定的范围和规定的时限内，所有相关的人员、部门或活动均已按照质量管理体系文件的要求开展工作，并且对体系文件所规定的目的和内容都恰如其分地给予体现。

• 适合性的审核——确定质量管理体系是否适合并达到预定的目标。

2）管理评审内容

• 分析质量管理体系的符合性：对内部质量管理体系审核结果的分析包括内部质量管理体系审核报告、纠正措施实施情况、内部质量管理体系审核工作的效果等。对质量管理体系等文件的分析，包括修改情况分析、补充情况分析、实施情况分析等。

• 分析质量管理体系的有效性：包括结果质量情况，过程质量情况，质量方针是否得到有效贯彻，质量目标实现情况的分析，客户投诉是否减少或得到满意的解决，是否针对客户投诉采取了有效的纠正和预防措施等。

• 分析质量管理体系的适应性：对于出现的新情况来说，标准是否更改，技术手段、组织机构、客户要求等是否发生变化；对于出现的新需求来说，原来的体系是否有效，是否需要补充和修改。

• 其他需要评审的事项：重要的纠正和预防措施是否适当，是否有其他重要的纠正和预防措施要批准，对体系的修改或补充是否适当，是否有重要的修改或补充内容需要批准等。

（3）内部审核及管理评审的实施过程

1）内部审核的实施过程：内部审核的实施过程主要是针对现场审核中介绍审核要求（见面会）、搜集客观证据、整理不符合项报告，形成内部审核报告、总结会几个方面展开。

2）管理评审的实施过程：管理评审的实施过程包括制订管理评审计划、组织准备、管理评审会议，以及现场检查、评审报告、评审后持续改进工作。

（4）内部审核及管理评审的报告

1）内部审核的报告一般应包含的内容见表4-5。

2）管理评审的报告一般应包含的内容见表4-6。

（5）内部审核及管理评审的组织

1）内部审核的组织管理：内部审核由病理科主任，或由病理科主任指定高年资的诊断医师及技术人员组成内部审核小组，内部审核人员要了解并体现质量管理体系审核的基本原则，并应对内部审核所发现不符合项的纠正措施落实情况予以跟踪确认，整个审核活动应由内部审核组长负责管理，内部质量管理体系审核的结果提交管理评审。

表4-5 内部审核的报告内容

报告编号	审核组成员名单（姓名、部门、职务等）
审核的目的、范围和依据	审核结果（不符合项数量、分类及评价）
审核日期和方法	审核结论（质量管理体系符合性、有效性、适合性及质量保证能力）
审核组长签名及实验室负责人确认标识	分发范围清单
附件目录（如内部审核日程安排表、核查表、不符合项报告、见面会和总结会签到表等）	

表4-6 管理评审的报告内容

评审概况：包括进行本次管理评审的原因、目的、内容、实际做法、参加评审的人员、评审日期等
对质量管理体系运行情况及效果的综合评价
针对实验室面临的新形势、新问题、新情况，质量管理体系存在的问题与原因
关于采取纠正措施或预防措施的决定及要求
管理评审的结论：管理评审一般应对以下三个问题做出综合性评价结论 　a. 质量管理体系各要素的审核结果 　b. 质量管理体系达到质量目标的整体效果 　c. 对质量管理体系随着新技术、质量概念、社会要求或环境条件的变化而进行修改的建议。管理评审报告、资料和记录，要形成档案，妥善保存

2）管理评审的组织管理：管理评审应由医院质控人员、病理科主任或病理科质量负责人、细胞病理学室负责人组成评审组，对内部审核的结果加以分析评审。

（6）内部审核及管理评审的自我评估周期

1）内部审核自我评估周期：每月或每季度选择不同内容进行细胞病理学室室内质量自我检查评估，并做记录，全年完成所有项目的内部审核。

2）管理评审自我评估周期

• 年度管理评审：每年进行一次，对该年度的质量体系运行情况进行评审。

• 适时管理评审：在下列情况下，由病理科主任提出，可适时地制订计划进行相应的管理评审。

a. 当有关法律、法规、标准及其他要求发生变更时。

b. 当本科的组织结构发生重大调整时。

c. 当本科发生重大质量事故或相关方连续投诉时。

d. 当科主任认为有必要时，如认证前的管理评审。

（二）细胞病理学室的质控

1. 细胞病理学技术的质控

（1）严格规范细胞病理学样本的申请、送检、验收、标识、登记等工作程序，完成记录。

（2）样本的取材应根据不同检测样本，按规范要求完成样本取材工作。

- 工作质量评价：优秀——取材规范、选择满意，细胞量大，杂质少。

  合格——取材规范、选择不满意，细胞量中，有杂质。

  不合格——任意取材，量少，杂质多。

（3）样本的制备要求涂片涂抹薄厚均匀，太厚会使细胞过多而重叠；太薄则细胞数量太少，影响检出率。适宜涂片应在镜下可见每个视野内均匀分布有效诊断性细胞。

- 工作质量评价：优秀——薄厚均匀。

  合格——部分薄，部分厚。

  不合格——太薄或太厚。

（4）样本固定如选用巴氏、HE染色，应立即放入95%乙醇（酒精）或其他固定液内固定，使细胞形态保持完好。根据样本的来源、性质及染色方法的不同，应选择不同的固定方式、分缸固定。

- 工作质量评价：优秀——固定液选择正确，及时固定，固定时间控制正确，分缸固定。

  合格——固定不到位，不分缸固定。

  不合格——未及时固定，固定不佳。

（5）样本的染色通常选择巴氏或HE染色，而苏木精染色是最重要的环节。染色液的质量和染色时间应予保证和规范。

- 工作质量评价：优秀—— 细胞核呈深蓝色，染色质清晰，核仁呈红色；不同分化类型的鳞状上皮细胞，其胞质颜色各异；不全角化细胞呈现粉红色，角化前细胞呈淡蓝或淡绿色；红细胞呈橙色或鲜红色，白细胞的细胞质呈淡蓝绿色；黏液呈淡蓝或粉红色。胞质、胞核分界清晰，脱水、透明效果较好。

  合格—— 细胞核呈深蓝黑色，染色质尚清晰，核仁呈红色；各分化类型的鳞状上皮细胞胞质颜色正常；胞质、胞核分界尚清晰，脱水、透明效果尚可。

  不合格—— 细胞核呈深蓝黑色，染色质不清晰，各分化类型的鳞状上皮细胞胞质颜色正常；胞质、胞核分界不清晰，脱水、透明效果不佳。

（6）细胞病理学制片外观评价：细胞涂片经染色程序后按规定进行封片、编序。

- 工作质量评价：优秀——涂片标识明确，标签、盖玻片位置规范，树胶量适中，无明显气泡。

　　　　　　　合格——尚存在不足，包括标签贴歪、盖玻片不正，树胶溢出，有气泡。

　　　　　　　不合格——无标记，错号，无盖玻片等。

（7）细胞病理学制片质量自我评价：优片率三级医院≥95%，二级医院≥90%。

2.细胞病理学诊断的质量控制

（1）严格规范细胞病理学诊断的阅片前查对、阅片、诊断、报告、签发、归档、报告查询等工作程序，以及工作量监控和诊断医师的能力评估，并记录在案。

（2）由于细胞病理学检查在样本采集、涂片制作、镜检分析到确定诊断的全过程中，每一个环节都存在着可能造成诊断误差的因素，其诊断准确率低于活检和冷冻诊断准确率，一般在80%～95%。虽然允许细胞病理学诊断存在一定的偏离，但假阴性率，即漏诊率不得大于10%，假阳性率，即误诊率不得大于1%。因此要求细胞病理学诊断医师在阅片时，一要全面，二要仔细，三要不断学习。在不能独立确定诊断时，可采取科内集体讨论，或请上级医师复诊或会诊，并做好相应的记录。

1）假阴性：是指将恶性肿瘤误诊为良性病变或漏诊。假阴性的诊断将使临床医师和患者产生假的安全感，贻误病情，从而失去早发现、早诊断、早治疗的机会。

- 造成假阴性的主要原因

a.未取到病变部位组织；混入过多血液成分或坏死组织；送检样本不当，"痰"液实为唾液等，以致未能采集到恶性细胞成分；囊性病变时仅吸取到囊液，未能吸取到囊壁有形成分。

b.因炎症、放射线或药物等使细胞变性退化。

c.染色不佳、涂片不当。

d.诊断医师经验不足或粗心，未能仔细阅片，误诊、漏诊。

2）假阳性：是指将非恶性肿瘤的病变误诊为恶性肿瘤。此结果势必误导临床医师，从而对患者采取过度的治疗措施，甚至是摧毁性治疗，给患者带来不可弥补的精神和机体伤害，甚至引起法律纠纷。因此，必须强调，细胞病理学诊断应最大限度地杜绝假阳性诊断结果。

- 造成假阳性的主要原因

a.因涂片制作不良，造成胞体肿大、核弥散性深染，从而误认为恶性细胞。

b.炎症或其他因素引起的高度反应性增生误诊为恶性细胞。

c.胸腔积液、腹水等体液中细胞（主要是间皮细胞）脱落后继续生长、繁殖，形成特殊形态的细胞，易误诊为恶性细胞。

d.某些异位的上皮组织病变如涎腺、甲状腺、乳腺、子宫内膜等，均可出现在其周围组织或其他异位部位，误判为转移癌。

e. 淋巴结内密集的淋巴细胞误认为成堆未分化癌或淋巴瘤。

（3）细胞病理学诊断结果的评价

1）采用统计方法：Galen 和 Giacomini（1981）修订完善的国际公认的实验准确性（可靠性）诊断统计学方法。

• 准确性即可靠性，是由敏感度、特异度、假阳性率和假阴性率组成的总和概念。

a. 敏感度（sensitivity）：系指细胞病理学诊断为阳性和可疑阳性的概率。实际上它代表的是真正的阳性率，反映了细胞病理学诊断正确判断的概率。一个高敏感的诊断结果，其假阴性的病例数很少。统计公式：敏感度=TP/（TP+FN）×100%。

b. 特异度（specificity）：系指细胞病理学正确诊断为无病的概率，即真正的阴性率。统计公式：特异度 = TN/（TN+FP）×100%。

c. 假阳性率（false positive rate）：系指某些实际上无病，而细胞病理学诊断错误地判断为有病的概率。也称为误诊率。它与特异度呈反比。统计公式：假阳性率=FP/（FP+TN）×100%。

d. 假阴性率（false negative rate）：系指某些实际上有病，而细胞病理学诊断错误地判定为无病的概率，也称为漏诊率。它与敏感度呈反比。统计公式：假阴性率 = FN/（FN+TP）×100%。

e. 阳性预示值（positive predictive value）：病变存在于被诊断为阳性患者中的概率。统计公式：阳性预示值=TP/（TP+FP）×100%。

f. 阴性预示值（negative predictive value）：诊断为阴性患者中真正阴性的概率。统计公式：阴性预示值=TN/（TN+FN）×100%。

g. 总诊断准确率（overall diagnostic accuracy）：系指细胞病理学诊断除去假阳性和假阴性后，真正的阳性和阴性病例在整个被检人群中的百分比，即所谓"符合率"，它代表对全部样本真正的判定能力。统计公式：总准确率 = TP+TN/（TP+FP+TN+FN）×100%。

• 评价实验数据所用的统计符号分别为：T（true）、F（false）、P（positive）、N（negative）（表4-7）。四项指标系统关系见四项指标统计表（表4-8）。

表4-7　常用统计符号涵义

统 计 符 号	涵　　　　义
TP（真阳性病例数）	即细胞病理学诊断阳性或可疑阳性病例，经证实确定为阳性的病例数
FP（假阳性病例数）	即细胞病理学诊断为阳性或可疑阳性病例，但经证实确定为阴性的病例数
TN（真阴性病例数）	即细胞病理学诊断为阴性，经证实为阴性的病例数
FN（假阴性病例数）	即细胞病理学诊断为阴性，但经证实为阳性的病例数

表4-8　四项指标系统表

细胞学诊断	最后证实诊断		合　计
	阳　性	阴　性	
阳　性	TP	FP	TP+FP
阴　性	FN	TN	FN+TN
总　计	TP+FN	FP+TN	TP+FP+FN+TN

2）细胞病理学诊断工作绩效评价：总诊断准确率＞90%。

3）不确定诊断：不确定诊断包括"非典型细胞""可疑肿瘤细胞""不除外癌"等。虽然它不便于临床疾病的确诊和治疗措施的选择，但可疑诊断是客观存在的，也是不可避免的。虽然不确定诊断具有不可避免性，但应尽量避免随意扩大可疑诊断的范围。为此应采取如下措施：

a. 必要的重复检查。

b. 建议做活检或其他诊断进一步确诊。

c. 必要时临床会诊，共同商讨诊断和治疗问题。

（三）细胞病理学工作的室内质量控制指标

（1）每人每工作日非妇科细胞学阅片不超过50例或妇科细胞学阅片不超过100例。

（2）细胞学诊断质控符合率（细胞学诊断和组织学病理检查结果符合率）。

（3）细胞病理诊断及时率。

（4）样本不满意率。

（5）10%初筛阴性复查。

（6）统计各类分级的检出率。

（7）高度鳞状上皮内病变（high-grade squamous intraepithelial lesion, HSIL）病例与组织学符合率。

三、细胞病理学工作的室间质控评价（室间质评）

（一）室间质评的目的

细胞病理学室间质评活动是各级医院病理科细胞病理学室之间的病理质量的评比（能力验证）和交流，是推动各级医院病理科细胞病理学质控工作全面提高的重要环节。各级医院病理科要在细胞病理学室内质控基础上，积极参加细胞病理学室间质评活动，形成制度。

（二）室间质评的组织管理

细胞病理学室室间质评由省、市、县（市）三级质控中心（小组）负责实施。各级质控组织的职责见前述。

（三）室间质评的遵循原则

细胞病理学室间质评应遵循执行规范严格认真，质控评价实事求是，热情督导、重在整改，公正、公平、公开，循序渐进、逐步提高的原则。

（四）室间质评的评价内容

1. 细胞病理学室组织建制的情况

[考核内容]

1）细胞病理学室医、技人员符合准入标准，且配置合理。

2）细胞病理学室用房面积、设施符合规范要求，布局合理。

3）细胞病理学室仪器设备符合规范要求。

[检查方法] 现场查看，查阅材料。

[备查材料]

1）细胞病理学室工作人员一览表、人员档案卡。

2）细胞病理学室工作人员医学毕业证书、执业医师证、执业注册证、相关培训岗位合格证的原件或复印件。

3）年细胞病理学工作量统计表。

4）细胞病理学室布局平面图。

5）细胞病理学室仪器设备一览表。

6）其他。

[考核评价] 不符合要求者按项扣分。

2. 细胞病理学室室内质控的情况

（1）细胞病理学室质量管理体系的建设

[考核内容]

1）有质量管理体系组织，岗位职责明确。

2）质量管理体系文件齐全，质量方针和目标准确、实际、具体；各项规章制度健全，符合要求，各级人员职责明确，质量管理体系各项运行程序符合规范要求。做到管理有章法、人人有职责、工作有计划、过程有记录、结果有评价。

3）质量管理体系持续改进措施明确、成效明显。保证每季度一次的内部审核和每年一次的管理评审。

4）有健全的医疗行为和医疗费用告知制度、切合实际的细胞病理学诊断知情同意书和咨询服务措施。

5）有完善的投诉接待、处理和结果记录制度。

[检查方法] 现场查看病理科服务承诺、收费公示、上墙制度等，查阅材料。

[备查材料]

1）细胞病理学工作质量管理体系组织结构图。

2）质量管理人员一览表。

3）各级质量管理人员职责。

4）公正性执行情况检查记录表。

5）病理科细胞病理学室内部文件一览表。

6）细胞病理学室质量手册。

7）细胞病理学室各项工作程序文件。

8）细胞病理学室各项管理制度汇编。

9）细胞病理学室工作人员职责汇编。

10）细胞病理学室仪器操作规程汇编。

11）细胞病理学技术规范和标准目录（各种细胞学检查项目技术规范细则）。

12）实验用试剂管理的完整记录（试剂一览表、年度试剂采购计划、试剂配制、使用情况表等）。

13）仪器设备管理的完整记录［仪器设备验收报告、设备维修使用登记表、仪器（停用）报废单、设备档案卡、计量仪器经计量部门检定合格证明等］。

14）细胞病理学室的咨询服务记录（细胞病理学检查知情同意书、专业人员与临床医生交流记录表等）。

15）细胞病理学室的投诉解决记录（不满意度调查表、投诉处理回复表等）。

16）不符合项的识别和控制记录（不符合工作处理报告）。

17）细胞病理学室的纠正措施记录（纠正措施处理单）。

18）细胞病理学室的预防措施记录（预防措施编制、执行、监控计划表、预防措施报告等）。

19）质控总结分析报告。

20）质量监控活动评审报告。

21）季度室内质控记录表（检验前、中、后）、细胞病理学室年度内部审核资料（包括内部审核检查表、内部审核不合格项报告、内部审核报告等）。

22）细胞病理学室年度管理评审资料（管理评审报告等）。

23）其他。

[考核评价] 文件和记录不齐全或不规范、执行不到位，酌情扣分。

（2）细胞病理学技术质量

[考核内容]

1）细胞病理学技术符合规范操作程序。

2）细胞病理学样本制片质量评价分为三级：优秀、合格、不合格。达标：三级医院优秀＋合格≥95%、不合格≤5%，二级医院优秀＋合格≥90%、不合格≤10%。

[检查方法]

1）查阅资料。

2）抽查当年度各类细胞病理学涂片共计30例，内容应包括不同部位的脱落细胞、穿刺细胞涂片检查制片质量。

[备查材料]

1）细胞病理学样本的申请、采集、送检、验收、标识、登记等工作完整记录（细胞病理学检查申请单、样本采集记录、样本接收登记册、样本制作流程交接登记、样本留存登记表等）。

2）细胞病理学制片质量月自查记录表。

3）细胞病理学制片质量自查年统计表。

4）其他。

[考核评价]

1）记录不全、不符合要求者按项扣分。

2）制片质量影响诊断者不给分，不达标者酌情扣分。

（3）细胞病理学诊断质量

[考核内容]

1）执行细胞病理学诊断的阅片前查对、阅片、诊断、报告、签发、归档查询等工作程序。

2）细胞病理学诊断符合规范报告格式。

3）细胞病理学诊断准确率 > 90%（假阴性率 < 10%；假阳性率 ≤ 1%）。

4）报告时间是否符合规定要求。

5）医师日阅片工作量是否符合规定要求。

6）诊断医师是否符合准入条件。

7）执行三级复片制情况。

[检查方法]

1）查阅资料。

2）抽查当年度细胞病理学阳性涂片10例，可疑阳性片10例，阴性涂片10例，检查诊断质量。

[备查材料]

1）细胞病理学诊断登记本。

2）抽查细胞病理学诊断结果。

3）细胞病理学诊断迟发报告记录。

4）细胞病理学诊断报告发放记录。

5）非传统方式报告发放记录（包括电话、传真、邮寄、E-mail 等）。

6）会诊记录。

7）诊断人员室内质控评价相关记录资料。

8）其他。

[**考核评价**]

1）记录不全、不符合要求者按项扣分。

2）诊断原则性错误，按比例扣分。

3）分型、分级不规范者酌情扣分。

4）报告书写不规范者，按比例扣分。

3. 细胞病理学室信息、档案管理情况

[**考核内容**]

1）严格执行档案管理的规定，医师在诊断工作结束后，资料移交档案室时，有移交记录。所有文字资料按年份和顺序装订成册、上架或入柜；非文字资料（阳性涂片、TCT 片等）分类科学管理。

2）各种档案柜外面应写明年份和编号，查找方便。

3）执行信息管理规定，能够系统、及时、准确地分析和反馈有关医疗质量、安全、服务、费用和绩效的信息，满足医院管理和临床工作需要。

4）细胞病理学文件资料的借阅和归还。

5）档案室有专人负责，并严格遵守一切信息的保密要求。

[**检查方法**] 现场查看，随机抽查相关资料。

[**备查材料**]

1）保密执行情况检查记录表。

2）细胞病理学档案移交记录。

3）资料的借用和归还记录。

4）计算机信息资料的备份。各种登记、统计资料完整、正确，及时上报。

5）软件适用性验证记录。

6）文件、资料和记录调阅申请表。

7）其他。

[**考核评价**]

1）档案资料归档不规范，酌情扣分。

2）各种记录不全，酌情扣分。

3）计算机管理运行不畅，酌情扣分。

4. 细胞病理学室安全管理情况

[**考核内容**]

1）严格执行国家环境保护、实验室生物安全和劳动防护等法律法规。

2）实验室环境保护及人员防护符合规定。病理污水、污物有专用排泄系统，工作环境有毒气体浓度符合安全规定。废物处理合理,剧毒、易燃、易爆物品有专人保管,使用权限符合规定。

3）安全措施到位,定期检查,每年至少进行一次人员安全意识培训,每年至少进行一次安全大检查,每个月至少进行一次自查,有记录。

4）科室整齐、清洁、环境安静,工作人员衣帽整齐。

［检查方法］

1）现场查看通风、排污、医疗废物处理、分区及消毒等。

2）现场谈访,查看资料。

［备查材料］

1）细胞病理学室安全、生物安全培训的有关记录。

2）剧毒、易燃、易爆物品保管使用制度执行的记录和相关检测报告记录。

3）实验室事故处理报告及事故原因、性质和处理决定等资料。

4）其他。

［考核评价］ 室内环境卫生不符合卫生学要求、未建立危险物品管理制度均不得分,危险物品无专人保管、工作人员防护不到位酌情扣分。

5.细胞病理学室内务管理

［考核内容］

1）实行科主任负责制,有年度工作计划,措施落实,会议记录及工作总结资料齐全。

2）工作人员严格执行岗位责任制。责任到人,人人工作认真负责,不以权谋私,不相互推诿,不收患者财物。

3）定期召开科务会,认真讨论科室工作,解决存在问题,制订改进措施。

4）业务学习有计划并能按计划执行。

5）全年进修有培训计划,措施落实。

6）科室科研、论文开展的情况（根据各单位考核要求）。

［检查方法］ 现场查看,现场谈访,查阅资料。

［备查材料］

1）科室工作计划、总结、各种会议记录。工作人员工作计划、小结。

2）科室定期业务学习的记录（专业人员讨论记录表）。

3）科室人员进修培训情况资料（年度培训计划表、培训记录表、工作人员培训履历表等）。

4）科室科研、论文统计一览表。

5）其他。

［考核评价］ 记录不全酌情扣分。

（五）室间质评的检查评价方式

室间质评检查的评价方式可采用普查、抽查、督查、互查、聘查等多种方式交叉进行,以尽量体现所检单位病理科细胞病理学室的实际水平和状况。

（1）普查：组织力量对细胞病理学室的组织建制，质量管理体系的建立、运行、持续改进，安全管理，档案、信息管理，人员的培养学习等方面进行综合评价。

（2）抽查：根据不同阶段制订不同的质控重点，进行单项检查，如人员准入、诊断质量、制片质量、科室管理等。

（3）督查：针对年室间质控检查发现的问题，督促相应单位（主要是基本合格或不合格的单位）进行整改，并检查落实的情况。

（4）互查：各地区进行对口检查，相互了解、相互学习。

（5）聘查：聘请省内或省外专家进行实地抽查、评价。

（六）室间质评的检查评价周期

原则上每年进行一次全面的省质控检查。持续优秀的质控单位，可在一定期限（1～2年）内不作全面的检查或免检，对基本合格或不合格的单位则坚持每年一次的重点检查。

（七）室间质评结果反馈

（1）每次检查结果都及时向原单位反馈，肯定成绩、改进不足。

（2）将检查结果及评价及时上报上级卫生行政主管部门，并完成医政工作通报。

（3）每年召开一次由省卫生行政部门主管领导参加的省、市病理质控中心主任例会，针对检查情况进行总结、分析、商讨、研究并提出年度的整改目标和任务。

（八）室间质评的整改措施

由省中心负责，原则上每年组织召开一次由全省各医院病理科主任（或负责人）参加的临床病理质控工作年会，或细胞病理学质控年会。总结全省病理质控工作，通报质控信息，表彰和推广优秀单位的先进经验。并针对普遍性的问题，有计划、有步骤地组织专业培训、专题学术讲座和各种形式的专家指导，采取纠正措施，进行持续改进，以最终提高各级医院病理科质控工作的整体水平。

第三节 · 细胞病理学室工作的持续改进

为保证细胞病理学诊断质量、减少医疗事故的发生及增加临床和患者的满意程度，细胞病理学室在质量管理体系运行中，应不断总结经验和教训，及时发现问题，分析潜在的隐患，采取持续改进措施，以防止不合格项发生，使细胞病理学室的质量管理体系达到新的水平和高度。

一、持续改进的职责

（1）病理科主任负责对细胞病理学质量管理体系持续改进的策划，当有现存的和潜在的质量问题时，采取纠正和预防措施。

（2）细胞病理学室负责人负责组织、监督纠正，并实施预防措施计划。

（3）细胞病理学室工作人员实施相应的改进、纠正和预防措施。

二、持续改进的要求

（1）细胞病理学室要达到持续改进的目的，就必须不断提高质量管理的工作效率，注意时效性和有效性，在实现质量方针和目标的活动过程中，持续追求对质量管理体系各过程的改进。

（2）细胞病理学室应通过定期审核（质量管理体系内部审核、质量管理体系管理评审等）和室间质评发现体系运行中出现区域性和（或）系统性的问题，通过采取纠正措施和预防措施，对质量活动进行纠正，或者进一步对质量管理体系文件进行集中式、较大规模修改或者换版，从而改进质量管理体系。

（3）细胞病理学室应通过日常对不合格项的控制（日常的监督、报告的核查、仪器的校准、消耗性材料的核查等）、客户投诉处理后的纠正措施、能力验证或实验室间比对评价趋势分析后的预防措施等，对质量活动进行纠正，或者及时对质量管理体系文件进行日常修订。

（4）病理科主任定期通过质量方针和目标的贯彻过程、审核结果、数据分析、纠正和预防措施的实施、管理评审的结果，积极寻找体系持续改进的机会，确定需要改进的方面，组织各相关人员进行策划，制订改进计划并予以实施。

（5）细胞病理学室在整个质量管理体系运行和持续改进的全过程中，应遵循PDCA循环原则，即按计划（plan）、实施（do）、检查（chick）、处理（action）四个阶段顺序进行的管理循环，以保证持续改进的效果。

第四节 · 各级医院细胞病理学工作室间质控评审细则

医院细胞病理学工作室间质评细则见图4-4。

长三角医疗机构细胞病理学质量评估指标和等级标准评审表（推荐表）	
组织架构	
细胞病理室归属为病理科	□有□无

内容及完成情况（共计100分）	扣分
1. 细胞病理室设置基本条件（13项13分）	
1.1 细胞病理工作量达15 000例/年的医院，配有专职细胞病理医师，医：技比例为1.5：1 □有□无	

内容及完成情况（共计100分）		扣分
1.2　细胞病理学室空间应符合工作及安全基本要求 　　　二级医院≥20 m²，三级医院≥40 m²	□有□无	
1.3　细胞病理室有细胞制片室	□有□无	
1.3.1　有通风系统	□有□无	
1.3.2　液基薄层细胞制片机	□有□无	
1.3.3　生物显微镜	□有□无	
1.3.4　全自动染色机	□有□无	
1.3.5　样本制备区有生物安全柜	□有□无	
1.3.6　配备紫外线灯等消毒设备	□有□无	
1.3.7　紧急喷淋装置及洗眼器	□有□无	
1.3.8　细胞病理室有细胞诊断室	□有□无	
1.3.9　如开展细胞穿刺需有细胞穿刺室	□有□无	
1.3.10　病理信息化系统	□有□无	
2. 细胞病理室医、技人员资质（4项12分）		
2.1　细胞病理诊断医师有执业证	□有□无	
2.2　细胞病理诊断医师有注册证	□有□无	
2.3　细胞病理诊断医师有细胞学诊断岗位培训合格证	□有□无	
2.4　细胞病理技术员有技术资格证书	□有□无	
3. 具有科室内质量及安全管理体系（15项30分）		
3.1　有明确分工的细胞病理学室质量与安全管理体系	□有□无	
3.2　有细胞病理工作制度	□有□无	
3.3　有设备管理制度	□有□无	
3.4　有试剂、耗材管理制度	□有□无	
3.5　有生物安全管理制度	□有□无	
3.6　有危险化学品管理制度	□有□无	
3.7　有医疗废物管理制度	□有□无	
3.8　有样本接收制度	□有□无	

内容及完成情况（共计100分）		扣分
3.9　有不合格样本处理制度	□有□无	
3.10　有档案管理制度	□有□无	
3.11　有细胞病理学文字、切片资料借阅和归还制度	□有□无	
3.12　有保障细胞病理技术人员参加培训学习的制度	□有□无	
3.13　细胞病理诊断医师培训考核是否合格	□是□否	
3.14　有保障细胞病理医生参加培训学习的制度	□是□否	
3.15　细胞病理技术人员培训考核是否合格	□是□否	
4. 保证细胞病理诊断规范、准确的相关制度（13项26分）		
4.1　细胞病理学报告格式符合TBS规范	□是□否	
4.2　执行二级复片制	□是□否	
4.3　诊断医师纯阅片工作量（妇科片<100张/日，非妇科片<50张/日）符合规定要求	□是□否	
4.4　报告发布前抽查10%阴性涂片进行复核（仅限宫颈细胞学）	□是□否	
4.5　细胞病理学制片优良率：三级医院优秀≥95%；二级医院优秀≥90%	□是□否	
4.6　细胞病理诊断报告（疑难病例和特殊病例除外）2个工作日内发出	□是□否	
4.7　建立妇科细胞学结果统计制度	□是□否	
4.7.1　不满意样本率	□是□否	
4.7.2　ASC-US检出率	□是□否	
4.7.3　低级别LSIL检出率	□是□否	
4.7.4　高级别HSIL检出率	□是□否	
4.7.5　高级别妇科细胞学病例和组织学病理检查结果符合率：三级医院≥90%；二级医院≥80%	□是□否	
4.8　建立非妇科细胞学结果统计制度	□是□否	
阳性非妇科细胞学细胞和组织学病理检查结果符合率：三级医院≥90%；二级医院≥80%	□是□否	
5. 参加室间质评活动（2项8分）		
5.1　年度室内质控是否合格	□是□否	

内容及完成情况（共计100分）		扣分
5.2　参加省、市或全国室间质评是否合格	□是□否	
6. 病理档案管理（3项6分）		
6.1　设有专门的病理档案管理室且符合档案管理要求	□是□否	
6.2　有专门负责档案管理的人员	□是□否	
6.3　有档案管理的信息化系统	□是□否	
7. 安全医疗（1项5分）		
全年无医疗纠纷、事故	□是□否	

扣分标准：每不能完成一项，按标准扣分，以百分制计算，赋值项由专家组评分。

计分：最终得分（所得分*100）_____　　　　　　督查专家签名：_____

督查日期：____年____月____日

注：本方案考核内容可根据不同医院等级、不同时段和质控管理要求作相应的调整，原则采用评估分
　　分值统计。

例如评估结论采用分级方式，分为优秀、良好、合格、不合格四种，参考标准如下：

优秀：得分≥90分

良好：80分≤得分≤89分

合格：60分≤得分≤79分

不合格：得分＜60分

图4-4　长三角医疗机构细胞病理学质量评估指标和等级标准评审表

附　录

附录1 · 知情同意书（仅供参考）

××××医院病理科
针吸细胞病理学检查知情同意书

姓名_____   性别_____   年龄_____   科别_____

病区床号_____   住院号/门诊号_____   联系电话_____

您好！欢迎您选择我室为您做细胞病理学检查。

细胞病理学诊断是以疾病形态学为基础的诊断项目，其结果作为临床医师确定病变性质、指导治疗方法的重要依据，有较高的临床意义，但细针穿刺是一项微创性检查，且检查结果具有一定局限性，请您在检查前请认真阅读此单，对此项目检查您需要对下述基本情况进行知情。

一、禁忌证：检查前需告知既往是否有如下疾病史。

1. 中至重度心脏病、心绞痛及心力衰竭患者；重度高血压及脑血管病变。

2. 出凝血机制障碍。

3. 严重哮喘及呼吸衰竭。

4. 体质极度虚弱、恶病质。

5. 精神、神经障碍患者及重度癫痫。

6. 创伤失血正在急救等。

7. 其他不适或疾病不适合检查的。

二、并发症

细针穿刺细胞学检查系微创检查，但人体结构的特殊性和疾病的复杂性是不可预测的。最小的创伤也可能会引起不良的后果，针吸操作过程中有一定概率会出现以下并发症：① 局部出血；② 疼痛；③ 晕针；④ 低血糖反应；⑤ 心慌、气短等不适症状；⑥ 诱发癫痫发作；⑦ 原有寄生虫病基础上引发的过敏性休克；⑧ 颈部或其他部位的神经鞘肿瘤，颈部穿刺时涉及神经鞘组织时，可出现酸、麻、痛感觉，并多放射至上肢手梢部位，多为一过性，个别患者可持续一定时间；⑨ 胸部及锁骨上针吸时，患者配合不佳或因注射器塞芯与抽芯脱离而引起针头进入胸腔，造成气胸等；⑩ 其他不可预测的情况。

如果有以上情况者请及时告知医生或检查者，我们将针对不同的情况采取相应的应对措施。

三、检查后注意事项

1. 检查完毕后需在候查处静坐30分钟以上才能离开。

2. 检查后发现严重晕厥、胸闷气急、呕血、黑便等不适请及时就诊。

3. 检查后避免重体力活动及污物接触针吸部位。

4. 一般情况下检查后一个工作日内取报告单，特殊检查需顺延。

四、检查的特殊性

1. 细胞病理学检查属于治疗前或术前检查，是一种小样本的抽样检查，有其局限性，即检查的敏感度在70%～90%，特异性在90%～95%。为保证穿刺检查质量，有时还需重复检查。

2. 细胞病理学检查由于有以上不足，其结果仅供临床医师综合分析病情时参考，不能单独作为器官或肢体切除的最终依据。

3. 作为教学医院，在不违反诊疗操作规范和基本资质条件要求并保证医疗质量前提下，允许进修、实习医师在带教医师指导下参加必要的操作。

了解以上情况后，您还愿意做此项检查吗？如愿意，请签字或按手印确认，谢谢合作。

患者签字（或手印）：

委托签字者签字：　　　　　与患者关系：　　　　　签字日期：20　年　月　日

检查医生签字：　　　　　　　　　　　　　　　　　签字日期：20　年　月　日

附录2·常用细胞学样本采集方法（仅供参考）

根据检查部位、检查项目和检查目的的不同，细胞学样本采集方法可分为脱落细胞学和细针穿刺细胞学两大类别。所谓"脱落细胞"指从体表、体腔或与体表相通的管道内自然脱落、分泌或经一定器械作用脱落的浅表细胞。常见脱落细胞学样本包括宫颈/阴道/肛管涂片、痰涂片、皮肤/乳晕/口腔黏膜刮片、食道拉网涂片、内窥镜刷片/冲洗液/灌洗液、乳头溢液、尿、浆膜腔积液、胸盆腹腔冲洗液等液体样本沉渣涂片和组织学样本（空芯针穿刺/淋巴结/鼻咽活检）印片等。细针穿刺指使用外径一般不超过 0.7 mm（22 gauge 及以上）的细针刺入肿块内获取细胞的方法。对于淋巴结、涎腺、甲状腺、乳腺、皮肤和软组织肿块等其他体表可触及的肿块可在触诊引导下进行穿刺。对于难以触及的深部肿块或体表可触及的性质不均一的肿块，例如囊性肿块或囊实性肿块等，可经超声、超声内镜及CT等影像学技术引导下穿刺。以下介绍经常由病理科或患者自行操作的常用细胞学样本采集方法和注意事项。

1. 痰

通常由患者通过咳痰留取新鲜痰样本送检。正确咳痰方法为晨起清洁喉咙和口腔后，用力从肺深部咳痰 3～4 口至痰瓶内，应避免仅留取唾液。取材应挑选痰液中带有血丝的部分或灰白色痰丝。

2. 尿

包括由患者自行获取的自然排空尿和临床医师通过器械方法获取的尿（导管尿、膀胱冲洗、上尿路冲洗等）以及回肠代膀胱术后的尿等，因此送检需注明尿液类型。自然排空尿连续送检有助增加检出机会，无需首次晨尿，虽然首次晨尿中细胞数量更多，但因长时浸泡于尿液中易退变，不利于形态观察。女性易收集中段尿以避免阴道鳞状上皮污染。

3. 皮肤或黏膜刮片

使用消毒竹签、刮板、手术刀片和针头等轻刮患处，将刮取物均匀涂片。

4. 乳头溢液

乳头溢液可见于单或双侧乳房的单个或多个输乳管开口，可为乳汁样、水样、浆液性、脓样或血性。往乳头方向轻轻按摩乳房，并用清洁载玻片轻触乳头表面溢出的液滴，均匀涂片，并记录溢液的大体性状和发生溢液的导管数量。

5. 细针穿刺

以触诊引导下负压吸取穿刺为例说明采集方法。经触诊明确肿块部位后，使用非优势手手指固定肿块，另一手消毒肿块后将连接 5～10 mL 一次性注射器的细针头刺入肿块，随后拉出针芯以维持负压吸取，迅速抽提针头若干次，同时保持针尖于肿块内且不改变进针方向。若需改变进针方向，要将针头退出肿块至皮下后，改变角度再进针，否则将人为导致针道拓宽，增加损伤和肿瘤播散危险。抽提毕释放负压，随后将针头完全退出于皮肤外，棉球压迫止血。

附录3 · 特殊细胞学样本的制片（仅供参考）

1. 血性样本

（1）适用范围：血性浆膜腔积液、尿液及其他富含血液的液体样本。

（2）预处理方法：血性送检液静置30分钟后，轻轻将送检液上部分倒掉，取下层液体至离心管。第一次离心沉淀（2 500 ～ 3 000转/分钟，3 ～ 5分钟）。弃去上清液（若沉淀物呈红色且量很多，则应用吸管吸掉上清液，以免沉淀物一并倒出），取沉淀物上层细胞加入适量乙醇冰醋酸液（5% ～ 10%冰醋酸，25%乙醇），置振荡仪上振荡（1 500振/分钟，10分钟）。第二次离心沉淀（1 000 ～ 1 500转/分钟，5 ～ 7分钟），若沉淀物肉眼视仍有较多血液，则重复清洗。弃去上清液，吸取沉淀物制片。

2. 黏液性样本

（1）适用范围：常用于痰液和支气管毛刷样本等。

（2）预处理方法：主要目的为消化黏液，根据样本量及样本的黏稠程度向样本中加入1,4-二硫苏糖醇（DTT）液（10 ～ 20 mL的蒸馏水加1 g的DTT冷藏保存）适量，置振荡仪上振荡（1 500振/分钟，10 ～ 30分钟）至肉眼未见黏液丝即可。

3. 细胞量少样本

（1）适用范围：常用于尿液、脑脊液、支气管灌洗液和腹腔冲洗液等样本。

（2）预处理方法：采用多次重复离心沉淀方法以富集细胞。送检液静置30分钟后，轻轻倒去上层液体，剩余液体混匀后，倒入离心管中，进行第一次离心，弃去上清液，同支离心管再倒入送检液，第二次离心沉淀，视沉淀物多少决定有无必要继续加送检液离心沉淀，弃去上清液，吸取沉淀物制片。

4. 传染性样本

（1）适用范围：如结核穿刺液、痰液及其他传染性样本。

（2）注意事项：在风险评估的基础上，按不同级别的防护要求和实际操作的需要选择适当的防护装备。具有所需要的生物安全防护水平相适应的设备，包括个人防护用品（隔离衣、帽、口罩、鞋套、手套和防护眼镜等），实验操作在生物安全柜中进行。可使用甲醇液固定样本，其具有抗菌、抗病毒的效果，在15分钟内使99.99%以上的细菌和病毒灭活，包括白念珠菌、大肠埃希菌、铜绿假单胞菌（绿脓杆菌）、金黄色葡萄球菌、结核杆菌、痘病毒和艾滋病病毒等。

附录4 · 细胞学常规和特殊染色常用染液的配制、染色 步骤、染色效果及注意事项（仅供参考）

1. 巴氏染色

（1）试剂配制

1）苏木素液：常用Harris苏木素液（附表4-1）或Gill改良苏木素液（附表4-2）。

2）盐酸-乙醇液：见附表4-3。

附表4-1　Harris苏木素液配方

苏木精	1 g	蒸馏水	200 mL
无水乙醇	10 mL	氧化汞	0.5 g
硫酸铝钾	20 g	冰醋酸	8 mL
先将苏木精溶于无水乙醇中备用。将硫酸铝钾放入蒸馏水，加热溶解，再加入备用的苏木精，煮沸2分钟。停止加热，立即加入少量的氧化汞，防止氧化过程中苏木精外溢，玻棒搅拌，边搅拌边加入氧化汞。立即移至冰水中，加速其冷却，静置一夜后过滤备用。使用前以4% ~ 5%的比例加入冰醋酸并混匀			

附表4-2　Gill改良苏木素液配方

苏木精	2.36 g	蒸馏水	750 mL
无水乙醇	250 mL	碘酸钠	0.2 g
硫酸铝	17.6 g	冰醋酸	20 mL
先将苏木精溶于无水乙醇，硫酸铝溶于蒸馏水，然后两液混合后加入碘酸钠，最后加入冰醋酸			

附表4-3　盐酸-乙醇液

浓盐酸	0.5 mL	70%乙醇	100 mL

3）稀碳酸锂液：在100 mL蒸馏水中，加饱和碳酸锂1滴。

4）橙黄G6液：见附表4-4。

附表4-4　橙黄G6液

橙黄G6	0.5 g	无水乙醇	95 mL
蒸馏水	5 mL	磷钨酸	0.02 g
先将橙黄G6溶于蒸馏中，再加入无水乙醇，然后加入磷钨酸。贮于棕色磨口瓶中，用时过滤			

5）EA染液：常用EA36染液（附表4-5）或EA50染液（附表4-6）。

附表4-5　EA36染液配方

EA36储备液			
A液：亮绿0.5 g，溶于5 mL蒸馏水中，溶解后加入无水乙醇至100 mL			
B液：伊红Y 0.5 g，溶于5 mL蒸馏水中，溶解后加入无水乙醇至100 mL			
C液：俾士麦棕0.5 g，溶于5 mL蒸馏水中，溶解后加入无水乙醇至100 mL			
EA36工作液			
EA36储备液的A液	45 mL	磷钨酸	0.2 g
EA36储备液的B液	45 mL	饱和碳酸锂水溶液	1滴
EA36储备液的C液	10 mL		

附表4-6　EA50染液配方

3%亮绿水溶液	10 mL	冰醋酸	20 mL
纯甲醇	250 mL	磷钨酸（水溶后加入）	2 g
20%伊红溶液	20 mL	95%乙醇	700 mL

（2）染色步骤

1）95%乙醇溶液固定10～15分钟。

2）清水冲洗1分钟。

3）苏木素染核3～5分钟，如用Harris苏木素，必要时进行分化，即盐酸-乙醇液分化20～30秒，至涂片呈淡橙红色，取出流水漂洗干净。

4）用水或碱水反蓝，碱水反蓝需再入清水冲洗以去碱液，比如：稀碳酸锂溶液蓝化2分钟，涂片变蓝色，流水漂洗干净。

5）95%乙醇溶液脱水。

062　细胞病理学工作规范

6）橙黄 G6 液浸泡 10 秒。

7）95% 乙醇两道漂洗。

8）EA36 液或 EA50 液浸泡 30 ～ 60 秒。

9）95% 乙醇两道漂洗。

10）无水乙醇两道脱水。

11）二甲苯两道透明。

12）中性树胶封片。

以上染色步骤仅供参考，具体根据环境温度、湿度及染液的使用情况及时调整。

（3）染色结果：细胞核呈深蓝色，核仁更深带紫，鳞状上皮底层、中层及表层角化前细胞胞质染淡绿色，表层不全角化细胞胞质染粉红色，完全角化细胞胞质呈橘红色，红细胞染鲜红色，白细胞的胞质呈淡蓝绿色，黏液染淡蓝色或粉红色。

（4）注意事项

1）如前染色原理所述，EA36 染液的酸碱度对巴氏染色的成功起着关键性作用，必须把染液 pH 调至 5.2 为宜。EA36 染液 pH 的测试，可用石蕊试纸法或酸度计法并以酸度计法最为准确。

2）许多人使用 10% 磷钨酸及饱和碳酸锂溶液直接测试，方法简便且同样可获得满意的染色效果。具体做法是，拿一张滤纸先滴少量染液于纸上，若滴染液处呈紫色，说明染液偏碱，则滴加少量 10% 磷钨酸。若显绿色，说明染液偏酸，则滴加少量饱和碳酸锂，并充分混匀，直至染液滴在纸上既显绿色又有红色，颜色鲜艳为宜。

3）磷钨酸在染色过程中，不但作为媒染剂可增加染料的着色力。同时磷钨酸与碳酸锂还是一对弱酸弱碱，作为缓冲剂可中和分色及蓝化时可能留下的少量酸或碱，保证染色达到理想效果。若涂片经 EA36 染色后，镜下观察效果不理想时。根据涂片着色情况，可于 EA36 染液中滴加少量 10% 磷钨酸或饱和碳酸锂后重染 EA36 3 ～ 5 分钟而补救。若角化细胞质不红，可滴加 10% 磷钨酸。若角化前细胞质也变红，可滴加饱和碳酸锂如此边复染边镜下观察，直至获得最佳染色效果为止。

4）分色或酸化，对染色效果也很重要。经分色后的胞质在镜下观察应以无色为佳。若胞质中还残留有苏木素染料，则影响 EA36 染液的着色。分色时间不过短或过长，每次宜在数秒内完成。盐酸浓度以 0.5% 为好，以便于掌握分色的时间。

5）经过蓝化或碱化，胞核紫中带蓝与红色的胞质对比明显。蓝化所用的碳酸锂是一种弱碱，还可中和分色时可能残留下的少量盐酸，为 EA36 的着色创造良好条件。因此蓝化时间可适当长些，以肉眼观察涂片变蓝为好。

6）EA50 染液配方稍复杂，但不易沉淀，染色效果较 EA36 稳定。

7）每个染色步骤结束之后把涂片架在纸巾上放置几秒，不使用时将染液保存于棕色瓶中，盖上染色缸，可延长染液的使用寿命。

8）苏木素的特性相对恒定，很少需要更换，当量不足时可适当补充新鲜染液。

9）橙黄 G6 和 EA 比苏木素损耗的快，应每周更换，或当细胞出现灰色、模糊或对比不鲜明时应更换。

10）水洗液应该在每次使用后更换。

11）乙醇应经常使用比重计测量浓度，并每周更换一次，以代替过滤。细胞质染色后的乙醇漂洗液应每使用一轮后更换。无水乙醇应每周更换一次，可加入 Silica Gel 片剂，以保持无水乙醇的无水。

12）二甲苯应该在颜色变浅时更换，含水的二甲苯会呈乳白色。无水乙醇中加入Silica-Gel片剂可降低二甲苯被水污染的程度，这种片剂也可加入二甲苯中，吸收二甲苯中的水分。

13）有人使用50%、70%、80%、95%乙醇梯度水化以减少细胞的破坏。但Gill使用一步法替代水化，细胞破坏未见增加。

14）污染控制：苏木素、EA、橙黄G6应该每天至少过滤一次，尤其是在对含癌细胞的涂片进行染色后。妇科样本与非妇科样本应分别染色。为避免交叉污染，建议将富含癌细胞的，以及公认的易于脱落的细胞涂片单独染色。一旦发生了交叉污染，所有的染料和溶液必须全部过滤或丢弃。

2. HE染色

（1）试剂配制

1）苏木素染液、盐酸-乙醇液和稀碳酸锂液（具体参见巴氏染色章节）。

2）伊红：见附表4-7。

附表4-7　伊红染液

伊红 CI.NO.45380	16 g	95%乙醇	160 mL
重铬酸钾	8 g	蒸馏水	1 280 mL
苦味酸（饱和水溶液）	160 mL		
将伊红和重铬酸钾溶解于水中，再加入苦味酸和乙醇			

（2）染色步骤

1）将已固定的涂片蒸馏水洗15分钟。

2）Harris苏木素染色1～2分钟，取出后流水漂洗干净，直到除去多余的染色剂，大约1分钟。

3）0.5%盐酸乙醇浸泡2～3次，或直到涂片变为红色，然后流水冲洗30秒。

4）稀碳酸钾溶液蓝化1分钟，涂片变蓝色，流水漂洗干净，约15分钟。

5）50%乙醇浸泡15分钟。

6）伊红染色大约20秒，流水冲洗直到除去多余的染色，大约15分钟。

7）脱水、透明、封固（具体参见巴氏染色章节）。

以上染色步骤仅供参考，具体根据环境温度、湿度及染液的使用情况及时调整。

（3）染色结果：细胞核呈深蓝色，胞质呈淡玫瑰红色，红细胞呈淡红色。

（4）注意事项

1）染色时应保持各试剂和染液的清洁和纯净。染液中如有沉淀或碎渣应及时过滤，苏木素染液如表面有金黄色结晶应在用前刮去。

2）苏木素染色时间应根据染液的新旧、染液对细胞着色力的强弱和室温条件灵活掌握。新配染液，首次染色时应镜下观察染色效果。

3）盐酸分化的掌握是染色成败的关键。如分化不当，导致细胞着色不均。以肉眼观察颜色呈鲜紫红色为好。

4）蓝化要充分。为防止对伊红液的拒染，应流水充分漂洗或用自来水加温蓝化。

5）伊红着色要适中，不宜过深或过浅，以致核浆模糊不清。

6）染色后，乙醇脱水要充分。若涂片入二甲苯出现混浊或云雾状，系脱水未尽，应退回重新脱水。

7）封片时，冬天要注意口鼻呼出的热气不要接触到载玻片，同样在潮湿的季节，封固动作必须迅速，以避免空气中的水分进入封固剂，影响镜检和涂片久存。

8）近年来，HE全自动染色机的应用渐广。应当指出使用无需分化的进行性苏木素染液更为适宜，比如Mayer苏木素等。

3. 姬姆萨染色法

姬姆萨（Giemsa）法染色液是天青色素、伊红、次甲蓝的混合液。姬姆萨染色使细胞核着色较好，结构显示较清晰，并能较好的显示胞质的嗜碱性程度，特别对嗜天青、嗜酸性、嗜碱性颗粒着色较清晰，色泽纯正。最适于血液涂片，用以染血球、疟原虫、立克次体以及骨髓细胞、脊髓细胞等的染色。在光镜下呈现出清晰的细胞及染色体图像。

（1）试剂配制

1）Giemsa原液：见附表4-8。

附表4-8　Giemsa原液

天青Ⅱ-伊红	2.0 g	天青B-伊红	1.0 g
天青Ⅱ	1.0 g	天青A-伊红	0.5 g
将250 mL甘油与250 mL甲醇混合，在该溶液中溶解所有染料，室温过夜，震荡混合物5～10分钟，然后倾入黑色罗口瓶中，不用过滤，室温保存			

2）Giemsa工作液：将5 mL Giemsa原液与65 mL水混合。

近年来的改进配方见附表4-9、4-10、4-11。

附表4-9　Giemsa原液改进配方

Giemsa粉	0.5 g	甘　油	22 mL
将Giemsa粉置于研钵内先用少量甘油与之充分混合，研磨至无颗粒；然后将剩余的甘油混在一起，56℃保温2小时后，加入33 mL纯甲醇，保存于棕色瓶内			

附表4-10　Sorensen缓冲液（pH 6.81～7.38）改进配方

pH 6.81：Na_2HPO_4（1/15M）50 mL + KH_2PO_4（1/15M）50 mL
pH 6.98：Na_2HPO_4（1/15M）60 mL + KH_2PO_4（1/15M）40 mL
pH 7.17：Na_2HPO_4（1/15M）70 mL + KH_2PO_4（1/15M）30 mL
pH 7.38：Na_2HPO_4（1/15M）80 mL + KH_2PO_4（1/15M）20 mL

附表4-11　Giemsa工作液改进配方

用pH 6.81 ～ 7.38的Sorensen缓冲液，按1 ∶ 9比例取Giemsa原液和Sorensen缓冲液混合配成Giemsa工作液

（2）染色步骤

1）蒸馏水冲洗15下。

2）Giemsa工作液浸泡2小时。

3）1%醋酸很快洗1下。

4）吸水纸吸干。

5）100%甲醇，直到只有轻微蓝色从涂片进入甲醇液中再取出涂片。

6）二甲苯Ⅰ、Ⅱ各洗10下，中性树胶封片。

（3）染色效果：细胞核呈紫蓝色或深紫色，胞质呈粉红色，其中嗜酸性颗粒粉红色，嗜天青、嗜碱性颗粒紫蓝色或深蓝色。红细胞橙黄色或浅红色。淋巴细胞紫蓝色。

（4）注意事项

1）有报道将自然干燥的细胞涂片滴加数滴甲醇预固定10分钟，或用1 ∶ 3醋酸/甲醇固定30分钟。

2）Giemsa工作液，稀释后液面应浮露金黄金属光泽，表示染液起了作用，否则染色失败。

3）改进Giemsa工作液可缩短染色时间至10 ～ 15分钟，但染色液宜现用现配，保存时间不超过48小时。

4）改进Giemsa工作液所用缓冲液pH要准确，否则影响染色效果。

5）用染色缸染色前应先用小片滤纸刮除液面的氧化后，再进行染色。

6）染色后可用多量蒸馏水急速冲洗，以免沉淀物沾污涂片，不能洗脱。

7）染色过深，可表现为镜下细胞变小，细胞核与细胞质均呈深蓝黑色，结构不清，红细胞呈碱性色。可能原因：染色时间过长，染液过多或染液偏碱，夏季染色过程中甲醇挥发。染色过浅，可表现为：胞质内颗粒及核均不着色或着色过浅，红细胞亦不着色。可能原因：染色时间过短，染液过少或染液偏酸。

8）如染液过碱，可于其中加1%醋酸少许，或将涂片浸于95%乙醇中数秒，然后冲洗。染色偏酸较少见，可新旧染液混合使用，借以调整其pH，或于染液中加2%碳酸钠适量。

9）染前用蛋白酶等进行处理，再行姬姆萨染液染色，在染色体上可以出现不同浓淡的横纹样着色。

4. 改良May-Grunwald-Giemsa（MGG）染色法

MGG染液由迈-格氏（May-Grunwald）染料（化学名为曙红亚甲基蓝Ⅱ，即伊红美蓝）及姬姆萨（Giemsa）染料两种成分混合配制而成。前者对胞质着色较好，后者对胞核着色较好，两者合用兼有两种染色的优点，又省去了原法染液分别配制、分别染色之麻烦。

（1）试剂配制

1）May-Grunwald试剂：见附表4-12。

2）Giemsa液：见附表4-13。

附表4-12　May-Grunwald试剂

May-Grunwald原液（可保存2星期）		May-Grunwald工作液	
伊红-亚甲蓝	1.0 g	May-Grunwald原液	40 mL
纯甲醇	100 mL	纯甲醇	20 mL

附表4-13　Giemsa液

Giemsa原液		Giemsa工作液	
天青Ⅱ-伊红	0.6 g	Giemsa 原液	10 mL
天青Ⅱ（37℃孵育3小时）	0.16 g	蒸馏水	90 mL
甘油	50 mL		
纯甲醇	100 mL		

（2）染色步骤

1）May-Grunwald工作液浸泡5分钟。

2）流水冲洗1分钟。

3）Giemsa工作液浸泡15分钟。

4）流水冲洗1～2分钟。

5）空气干燥，不用封片。

（3）染色效果：细胞核呈蓝色，胞质粉红至玫瑰色，细菌蓝色。

（4）注意事项

1）有报道将自然干燥的细胞涂片滴加数滴甲醇预固定。甲醇具有强大的脱水力，可将细胞固定在一定形态及增加细胞结构的表面积，提高细胞对染料吸收作用，同时由于甲醇吸附染色液中的水，使染色液升温，加速染色反应。

2）染色时间常与染液用量及室温有关，室温高染液用量多，时间短，几分钟即可染完。一般用2～3滴染液加1～2倍缓冲液稀释，染色20～30分钟即可。涂片中多黏液及脂肪时，应延长染色时间。

3）宜镜下观察控制染色时间，以取得最佳效果。MGG染色过深时，可滴几滴甲醇并将涂片稍作倾斜、晃动片刻，再用自来水轻轻冲洗，即能达到染色变浅的目的，且减轻背景颜色，观片更清晰。染色过浅时，重新染色并延长时间即可。

4）因某些原因未经酒精固定就已干燥了的较薄细胞涂片，不适宜做HE染色，如改做MGG染色，则是很好的补救办法，有助于诊断。

5. Romanowsky-Giemsa染色（R-G染色）

1978年Wittekind等指出用纯天青B及伊红Y可得到完美的Romanowsky-Giemsa染色（R-G染色），亚甲蓝可省去，这项工作已被Galbraith（1980）、Marshall（1981）和Lapen（1982）

重复证实。应用显微分光光度计显示，R-G染色之后，核有3个吸收波段：A1（15 400/cm，649 nm）、A2（16 800/cm，595 nm），这是DNA与天青B的单体及二聚体结合的结果；第3个吸收波段称为RB（18 100/cm，552 nm），被认为是DNA-高聚合天青B-伊红Y的复合物，也就是Giemsa染色中细胞核呈紫色的基础。胞质染色的吸收光谱也有3个带（pH≈7）：A1（15 300/cm，654）、A2（16 900/cm，592 nm）及A3（17 600/cm，588 nm）。出现这3个波段的原因也被归因于RNA与天青B的单体、二聚体或多聚体结合的结果。将"标准"液染色后的各种血细胞进行色泽分析，结果发现纯天青B及伊红Y两种染料各有两个聚合状态（单体和二聚体）。这4种成分在各个血细胞的结构中的比例不同，因而形成血细胞多色彩的表现。

（1）试剂配制：见附表4-14～4-16。

附表4-14　R-G贮存液

天青B	750 mg	伊红Y（酸）	120 mg
将天青B溶于75 mL二甲基亚砜（DMSO），伊红Y溶于25 mL二甲基亚砜（DMSO），混合后，置于深色瓶中，室温下可贮存数月			

附表4-15　羟乙基哌嗪乙硫磺酸（HEPES）pH 6.5缓冲液

100×贮存液（1 mol/L）：23.8 g HEPES溶于90 mL双蒸水中，用1 N NaOH调pH至6.5，然后用水定容至100 mL，过滤除菌，分装小瓶（2 mL/瓶），4℃或－20℃保存。使用前取99 mL双蒸水加入1 mL贮存液，最终应用浓度为10 mmol/L

附表4-16　R-G工作液

染血片，以1：50V/V的HEPES pH 6.5缓冲液稀释
染骨髓片，以1：25V/V的HEPES pH 6.5缓冲液稀释

（2）染色步骤

1）涂片常规甲醇固定。

2）入R-G工作液，血片染10～30分钟；骨髓片染15～35分钟。

3）过缓冲液。

4）过蒸馏水。

5）晾干，有价值的片可二甲苯透明，封片后永久保存。

（3）染色结果：细胞核依细胞成熟度不同而呈梯度染色改变，在以往专著中各种颜色如Digg等描述为亮红到深蓝，Miale认为是紫色到蓝色，Wintrobe则形容为紫红色到蓝紫色。胞质呈粉红色。

（4）注意事项

1）湿片固定和空气中晾干的样本的R-G染色有差别，空气中晾干对核着紫色有稳定作用。

2）pH对R-G染色的影响，类似Giemsa染料的pH对红细胞色泽的影响，pH低时，伊红着色，pH高时呈蓝绿色。由于天青B仍与负电荷结合，pH 7～8时，R-G效果中的紫色深于pH 6～5时，当pH 3.5时，R-G效果全部抑制，只出现2种颜色即蓝绿色的核和红色的细胞质。

3）缓冲液成分对染色结果也有影响，其中以HEPES缓冲液pH 6.8效果最好，这是由于二价酸的盐效应较好，它不与组织中阳离子形成不溶性化合物。当缓冲液浓度达到0.05 M时，R-G染色变浅。

4）劣等的甲醇和乙醇对R-G的影响极大。由于DMSO有利于天青B-伊红Y复合物的稳定，能溶解多量伊红Y，不挥发，毒性低，易与甲醇及水混合，并对空气中干燥红细胞的耐受性优于甘油，因而被用来代替甘油。

5）由于染色后细胞中各种成分的不同色泽取决于天青B（单体及二聚体）和伊红Y（单体及二聚体）4种成分的比值。因此染液中天青B与伊红Y的比值必然影响染色结果。用纯天青B和伊红Y的重量比为15：1时可得到外周血和骨髓的满意的血细胞染色。建议采用安全比例，即碱性染料的量超过酸性染料。

6）Horobin（1987）研究R-G染色的时间影响，当延长染色时间到28小时，结果所有细胞成分均染成紫色。故R-G染色中的紫色选择性只是一个反应速度现象（附表4-17）。

附表4-17 R-G染色出现问题的可能原因

问　　　题	可　能　原　因
（1）玻片上出现沉淀	（1）缓冲液浓度太高 （2）甲醇（或DMSO）含量太低 （3）染液太陈旧 （4）温度太高
（2）染色浅（色调平衡）染料含量少	（1）染料不纯 （2）称量或稀释错误 （3）染料沉淀（见1）
（3）白细胞核呈蓝色或中性粒细胞无颗粒	（1）染料含量太少（见2） （2）甲醇（或DMSO）含量太高 （3）pH太低 （4）染色时间长
（4）中性粒细胞呈"中毒"	（1）pH太高 （2）染色时间长 （3）AzureB浓度太高
（5）红细胞及嗜酸性颗粒太蓝	（1）pH太高 （2）缓冲液不合适 （3）染色时间太长

6. Diff-Quik 染色

Diff-Quik实际是一种染色快速的商品化Romanowsky类染色方法。Diff-Quik溶液Ⅰ包含伊红。Diff-Quik溶液Ⅱ包含天青A和亚甲蓝（美蓝）。亚甲蓝是一种不纯的染料，容易氧化为一、二、三甲基硫堇等次级染料。因此，用本染料液染色后，在同一涂片上，可以看到各种不同的色彩，例如血红蛋白，嗜酸性颗粒为碱性蛋白质，与酸性染料伊红结合呈粉红色，称为嗜酸性物质；细胞核蛋白和淋巴细胞胞质为酸性，与碱性染料亚甲蓝或天青结合呈蓝色，称为嗜碱性物质；中性颗粒呈等电状态与伊红和亚甲蓝均可结合而淡紫色，称为中性物质。Diff-Quik 是商品化的试剂，最早用于鉴别寄生虫，近年来发现此类染色对细针穿刺细胞学检查（FNAC）实用价值巨大，由于其快速、简单且可永久保存，可作为 FNAC 样初查，鉴定细胞数量多少，穿刺质量好坏的快速手段。

（1）试剂配制：见附表4-18、4-19。

附表4-18　Diff-Quik染液

Diff-Quik是商品化的试剂，可订购而无需自己配制。Diff-Quik溶液Ⅰ包含伊红、缓冲液和0.001%叠氮化钠；Diff-Quik溶液Ⅱ包含天青A和亚甲蓝及缓冲液

附表4-19　醋酸乙醇液

95% 乙醇	368.0 mL	醋　酸	1.25 mL
蒸馏水	132.0 mL		
先将乙醇和水混合，然后慢慢滴加醋酸。该液可置于室温下保存数月			

（2）染色步骤：可严格按商品化的试剂说明进行，主要步骤如下。

1）甲醇固定（空气干燥后）或直接入 Diff-Quik 固定液1分钟。

2）入伊红缓冲液即 Diff-Quik 溶液Ⅰ2分钟。

3）入亚甲蓝缓冲液即 Diff-Quik 溶液Ⅱ4分钟。

4）蒸馏水快速浸洗2～3次，每次1～2秒。

5）用醋酸乙醇液漂洗1～2秒。

6）蒸馏水浸洗2～4次，每次5秒。

7）水洗后即刻湿片镜检。

8）晾干，有价值的片可二甲苯透明，封片后永久保存。

（3）染色结果：细胞核呈蓝色，胞质、胶原、肌纤维呈多色调的蓝色和粉红色，细菌包括幽门螺杆菌呈深蓝色，真菌（包括霉菌、酵母菌和伞菌等）呈深蓝色。

（4）注意事项

1）Diff-Quik 染色的注意事项类似于 Giemsa 染色和 R-G 染色。

2）相比而言 Diff-Quik 染色在染色时间上具有明显的优势，且 Diff-Quik 染色后的涂片不需脱色即可进行巴氏染色。

3）在同一张染色片中偶见染色程度的差别，尤其对于未经处理的黏稠度较高、碎屑较多的样本，Diff-Quik 染色后的背景差，可能严重影响正常的形态学评估。

4）由于细胞染色对氢离子浓度十分敏感，冲洗用水应近中性，冲洗应快速，否则可导致各种细胞染色反应异常，以致识别困难。

5）建议使用Diff-Quik染液一周后废弃，平均每日可染片20～30张。

6）Diff-Quik染色可应用于组织切片，幽门螺杆菌感染的胃组织或任何感染革兰阴性菌属如大肠埃希菌的组织片可染色阳性对照。

7. PAS 染色

PAS（periodic acid schiff）染色是一项极其有用而应用广泛的技术，其原理是含有乙二醇基或氨基烷基氨衍生物的物质（绝大多数为多糖分子）被过碘酸氧化为双醛，双醛与Schiff试剂（无色品红液）结合，形成不溶解的洋红色复合物。对这种染色呈阳性反应者包括糖原及含有多糖分子的一大类物质（详见参考《病理规范》），为了进一步鉴定和区分这些物质，可通过一系列酶消化对照、阻断反应和其他染色技术作为补充手段。

（1）试剂配制：见附表4-20～4-25。

附表4-20　0.5%过碘酸水溶液

过碘酸	0.5 g	蒸馏水	100 mL
溶解后用小口砂塞瓶盛装，4℃冰箱保存，使用前恢复至室温			

附表4-21　无色品红试剂（Schiff试剂）

碱性品红 CLNO42500	1 g	IN 盐酸	20 mL
蒸馏水	100 mL	活性炭	0.3 g
偏重亚硫酸钠（或钾）	2 g		
水加热至沸腾，离开热源。冷却至60℃，加入碱性品红。过滤后加入偏重亚硫酸钠（或钾）和盐酸，将该溶解倒入有盖的黑瓶中，室温下放置18～24小时。加入活性炭，剧烈摇动1分钟。过滤溶液，0～5℃储存，试剂变粉红色时应丢弃			

附表4-22　偏重亚硫酸钠溶液

原液：10%偏重亚硫酸钠水溶液
工作液：5 mL原液与100 mL蒸馏水混合

附表4-23　Pal漂白粉

草　酸	0.5 g	蒸馏水	100 mL
亚硫酸钾	0.5 g		

附表4-24　固绿FCF

CI.NO.42053	1 g	1.0%醋酸	100 mL

附表4-25　Weigert铁苏木精

溶液A		溶液B	
苏木精	1 g	29%水合三氯化铁	4 mL
95%乙醇	100 mL	蒸馏水	95 mL
		浓盐酸	1 mL
工作液：等量的A与B混合			

（2）染色步骤

1）经95%乙醇固定的涂片蒸馏水冲洗15下。

2）过碘酸浸泡10分钟。

3）自来水冲洗10分钟后，蒸馏水浸泡15分钟。

4）品红试剂浸泡15分钟。

5）偏重亚硫酸钠Ⅰ、Ⅱ、Ⅲ各浸泡2分钟。

6）自来水冲洗10分钟。

7）Weigert苏木素浸泡4分钟后，自来水冲洗5～10分钟。

8）Pal漂白粉漂白1下后，自来水冲洗5分钟后，蒸馏水冲洗15下。

9）固绿1下。

10）95%乙醇和无水乙醇脱水，二甲苯透明，中性树胶封片。

（3）染色结果：所有的糖原和真菌呈红色，细胞核呈蓝色，背景绿色。

（4）注意事项

1）淀粉酶消化的PAS染色，除在过碘酸-雪夫反应（PAS）染色过程中第2步之前将涂片放入淀粉酶溶液中消化20分钟外，其余染色过程同PAS染色。

2）淀粉酶溶液：麦芽糖淀粉酶（美国药典）0.5 g，蒸馏水100 mL。

3）所有的含糖成分，包括糖原、原菌，在标准PAS染色涂片中均为PAS阳性（碱性品红红色）。糖原在淀粉酶处理的涂片中不染色。

4）试剂配制过程中所用玻璃器皿均要求化学洁净。

5）试剂要求高纯度，碱性品红以分子量337.85，并注明亚硫酸钠实验合格者为佳，偏重亚硫酸钠应有较浓的刺激性硫气味。

6）Schiff液中含有足够的SO_2，可使试剂保持稳定，故Schiff液宜用小口磨砂瓶严格避光保存于4℃冰箱。

7）无色品红建议滴染，用后即弃。若溶液呈淡红色，应弃之不用。

8）控制过碘酸氧化（浓度0.1%～0.5%，时间8～10分钟），可较少产生人为假象。

9）宜用Weigert苏木素浅染或不复染。

10）糖原易溶于水，固定前不能用水洗，宜将细胞涂片直接置于固定液中。

8. 抗酸染色

抗酸染色有辅助识别抗酸杆菌的作用。抗酸杆菌属分枝杆菌，常见的为结核杆菌和麻风杆菌。抗酸杆菌的细胞壁中富含脂质成分（分枝菌酸和长链脂肪酸），能结合碱性染料（如苯甲烷染料碱性品红和新品红）并抵抗酸-乙醇的强脱色作用。显示抗酸杆菌传统采用Ziehl-Neelsen法，染液中采用无水乙醇最大限度地溶解碱性品红，并以苯酚作媒染剂，提高染料的染色性能，使苯酚碱性品红（又称石炭酸品红）与抗酸杆菌牢固结合。现以Ziehl-Neelsen法为例说明。

（1）试剂配制

1）苯酚碱性品红液：见附表4-26。

2）3%盐酸水溶液或3%盐酸乙醇。

3）0.1%亚甲蓝水溶液或碱性亚甲蓝溶液即：亚甲蓝乙醇饱和溶液加0.01%氢氧化钾。

附表4-26 苯酚碱性品红液

碱性品红	1 g	无水乙醇	10 mL
苯　酚	5 g	蒸馏水	95 mL
先将碱性品红溶于无水乙醇，再将苯酚稍加温溶于蒸馏水，然后混合，使用前应过滤			

（2）染色步骤

1）入苯酚碱性品红液60℃温箱中1小时，或滴加石炭酸复红溶液布满涂片加热至染色液出现蒸汽，时间为3～4分钟。

2）流水洗去多余染液。

3）滴加3%盐酸乙醇脱色，至涂片呈淡粉红色为止，流水冲洗。

4）滴加0.1%碱性亚甲蓝溶液，复染10～30秒，直至1分钟。

5）95%乙醇分色5～10秒。

6）脱水、透明、封固。

（3）染色结果：抗酸杆菌呈鲜红色，杆状，略弯曲，散在或成簇分布，细胞核及背景呈淡蓝色。

（4）注意事项

1）苯酚碱性品红液易出现沉淀，滴染时应过滤或小心吸取上清液。配制时可将其中碱性品红配成碱性品红乙醇饱和液10 mL。

2）染色可进行加热处理，以促进染液对菌体穿透，作用时间可延长至11小时不等。

3）3%盐酸乙醇脱色应在镜下控制至杆菌显示清晰。

4）对于专门用来证实抗酸菌时，推荐使用Zenker固定液。

5）抗酸性取决于细菌细胞的完整性和其中所含脂质。改良Wade-Fite法不经乙醇脱水，可避免破坏菌体内的脂质。麻风杆菌的抗酸性甚弱，在适合于显示麻风杆菌的Wade-Fite法中，以硫酸代替盐酸液作分化剂。

附录5 · 用于分子检测的细胞学样本目标细胞评价方法
（以肺癌靶向基因检测为例，仅供参考）

1. 传统涂片直接用于肺癌靶向基因检测

传统涂片明确诊断之后，评估HE染色片上的肿瘤细胞数量，如果肿瘤细胞数量大于200个，则可以用一次性刀片刮取细胞涂片上的细胞到1.5 mL的离心管中，然后进行核酸提取，可以用PCR或者NGS方法进行靶向基因检测。

传统涂片用于分子检测的优点是核酸质量优，肿瘤细胞计数明确，不足之处是固定剂和染色剂可能影响核酸纯度，但是不影响基因检测结果，对于要求高的分子检测技术需要脱染色剂之后再使用。

传统涂片用于分子检测有几个关键点：① 细胞固定需要快速、均匀；② 同时多制备几张涂片，预留诊断用存档涂片；③ 需要用独立的刀片刮片和独立的二甲苯溶液脱盖玻片。

传统涂片除了可以用于PCR、NGS检测之外，还可以用于FISH检测。评估细胞涂片上肿瘤细胞的数量大于100个，载玻片反面标记肿瘤细胞区域，轻轻移去盖玻片，同组织FISH操作流程一样，仅仅在消化时间上少于组织学样本，就可以获得较好的FISH检测结果。细胞涂片用于FISH检测的优势是细胞非常完整，容易被消化，无纤维类组织结构和杂质，背景清晰；劣势是部分肿瘤细胞成团出现，不易消化分离，肿瘤细胞叠加会影响判读。

2. 液基细胞学样本用于肺癌靶向基因检测

制作形态学诊断用的液基片之后，剩余的液基细胞学样本，核酸质量比较好，能够用于PCR和NGS检测。上海市肺科医院病理科综合细胞HE染色涂片肿瘤细胞数量和肿瘤沉淀大小两个因素，建立了剩余液基细胞样本分子检测前的评估体系，如附表5-1所示，可供参考。

3. 细胞蜡块用于肺癌靶向基因检测

细胞学样本如果沉淀比较多，可以制作成细胞蜡块，和手术石蜡样本一样，用于后续的FISH、PCR和NGS等各种分子检测。

附表5-1 液基细胞学标本检测结果与HE染色涂片检测结果比较

液基细胞学HE染色涂片肿瘤细胞数（个）	剩余液基细胞学肉眼可见沉淀最大径（mm）	例数	60 μL DNA洗脱液/DNA浓度中位数（mg/L）	检测项目	ARMS（HE染色涂片）阳性例数（%）	ARMS（剩余液基）阳性例数（%）
>500	>5	25	19.2	DNA和RNA	EGFR：11（44.0）；ALK+ROS1：5（20.0）	EGFR：11（44.0）；ALK+ROS1：5（20.0）
	2～5	17	18.8	DNA和RNA	EGFR：9（9/17）；ALK+ROS1：1（1/17）	EGFR：9（9/17）；ALK+ROS1：1（1/17）
	看得见，<2	6	5.0	DNA	EGFR：3（3/6）	EGFR：3（3/6）
200～500	>5	13	12.5	DNA和RNA	EGFR：4（4/13）；ALK+ROS1：1（1/13）	EGFR：4（4/13）；ALK+ROS1：1（1/13）
	2～5	7	8.2	DNA和RNA	EGFR：5（5/7）；ALK+ROS1：0（0/7）	EGFR：5（5/7）；ALK+ROS1：0（0/7）
	看得见，<2	10	3.1	DNA	EGFR：5（5/10）	EGFR：5（5/10）
50～<200	>5	8	8.5	DNA和RNA	EGFR：1（1/8）；ALK+ROS1：0（0/8）	EGFR：1（1/8）；ALK+ROS1：0（0/8）
	2～5	4	2.8	DNA或RNA	EGFR：2（2/4）；ALK+ROS1：0（0/4）	EGFR：2（2/4）；ALK+ROS1：0（0/4）
	看得见，<2	12	2.1	DNA	EGFR：6（6/12）	EGFR：6（6/12）